Dr. med. Eberhard J. Wormer

NATÜRLICHE ANTIDEPRESSIVA

Sanfte Wege aus dem Stimmungstief

Kompakt-Ratgeber

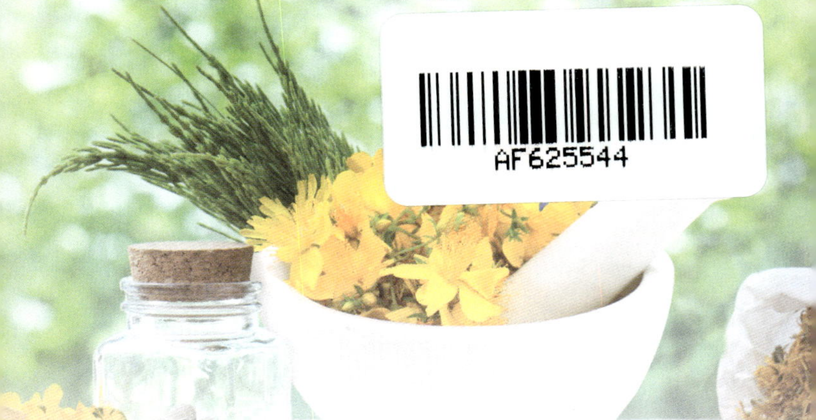

Haben Sie Fragen an den Verlag?
Anregungen zum Buch?
Erfahrungen, die Sie mit anderen teilen möchten?

Besuchen Sie unsere sozialen Netzwerke:
www.mankau-verlag.de/forum

Impressum

Bibliografische Information der Deutschen Nationalbibliothek
Die Deutsche Nationalbibliothek verzeichnet diese Publikation in der Deutschen Nationalbibliografie; detaillierte bibliografische Daten sind im Internet über http://dnb.d-nb.de abrufbar.

Dr. med. Eberhard J. Wormer
Natürliche Antidepressiva. Sanfte Wege aus dem Stimmungstief
Kompakt-Ratgeber
ISBN 978-3-86374-664-3
2. überarb. und erweiterte Aufl. 2022 (1. Aufl. 2017)

Mankau Verlag GmbH
D-82418 Murnau a. Staffelsee
Im Netz: www.mankau-verlag.de
Soziale Netzwerke: www.mankau-verlag.de/forum

Lektorat: Redaktionsbüro Diana Napolitano, Augsburg
Endkorrektorat: Susanne Langer-Joffroy M. A., Germering
Cover/Umschlag: Andrea Barth, Guter Punkt GmbH & Co. KG, München
Layout: X-Design, München
Satz und Gestaltung: Lydia Kühn, Aix-en-Provence, Frankreich
Energ. Beratung: Gerhard Albustin, Raum & Form, Winhöring

Druck: Westermann Druck Zwickau GmbH, Zwickau/Sachsen

MIX
Papier aus verantwortungsvollen Quellen
FSC www.fsc.org
FSC® C110508

Hinweis für die Leser:
Der Autor hat bei der Erstellung dieses Buches Informationen und Ratschläge mit Sorgfalt recherchiert und geprüft, dennoch erfolgen alle Angaben ohne Gewähr. Verlag und Autor können keinerlei Haftung für etwaige Schäden oder Nachteile übernehmen, die sich aus der praktischen Umsetzung der in diesem Buch vorgestellten Anwendungen ergeben. Bitte respektieren Sie die Grenzen der Selbstbehandlung und suchen Sie bei Erkrankungen einen erfahrenen Arzt oder Heilpraktiker auf.

Vorwort

Seit dem 18. Jahrhundert befand sich mitten in Paris in einer ehemaligen Pulverfabrik das »größte Asyl Europas« mit zeitweise mehr als 8000 Insassen (Hôpital de la Salpêtrière). Hier wurden alle untergebracht (bzw. weggesperrt), die in irgendeiner Weise psychotisch oder verhaltensauffällig waren und nicht in die »normale« bürgerliche Welt passten: Alte, Bettler, Geschlechtskranke, Prostituierte, gescheiterte Selbstmörder, Epileptiker, Alkoholiker, Demente und chronisch Kranke.

1882 begann der Arzt Jean-Martin Charcot dort damit, sich die vermeintlich »Geisteskranken« genauer anzusehen. Er stellte rasch fest, dass die überwiegende Mehrheit seiner Patienten keineswegs »krank im Kopf« war, sondern an einer Vielzahl bekannter und unbekannter Erkrankungen oder Störungen litt: Schilddrüsenstörungen, Diabetes, Entzündungen, Infektionen, Tumoren, Mangelzustände oder schlicht schlechte Ernährung.

Heute, im Zeitalter der modernen Antidepressiva und Psychopharmaka, gerät allzu leicht in Vergessenheit, dass die Depression eine natürliche Reaktion auf jede Art von Stress und Trauma ist, und dass in sehr vielen Fällen zunächst körperliche Ursachen Stimmungsstörungen auslösen. Chemische Antidepressiva zielen in erster Linie auf Neurotransmitter »im Kopf« ab. Serotonin und Noradrenalin werden dadurch vermehrt verfügbar gemacht – und voilà, weg ist die trübe Stimmung. In der

wirklichen Welt funktioniert dies aber nicht immer so einfach. Im besten Fall setzt die Wirkung von Antidepressiva nach Wochen ein, zudem gibt es Anwendungsrisiken. Werden zugrunde liegende Mangelzustände wie Vitamin-D- oder Eisenmangel nicht erkannt und behoben, bleiben die Mittel wirkungslos.
Tendenziell wird bei depressiver Symptomatik viel zu oft ein Antidepressivum verordnet, ohne dass nach körperlichen Auslösern gefragt oder gefahndet wird. Ich denke, dass zu viele Menschen in einer Art Antidepressiva-Salpêtrière leben – weil niemand nach den einfachen Lösungen gesucht hat.
Tatsächlich gibt es viele Ursachen für das Symptom und die Krankheit Depression. Wer erstmals in die düstere depressive Welt gerät, sollte zunächst nach Störungen der unzähligen, eng verzahnten Regelwerke seines Körpers suchen. Am häufigsten wird man Störungen der Hormon-Balance oder Mangelzustände entdecken, die leicht – und oft sehr erfolgreich – behandelt werden können. Manche Menschen, die urplötzlich oder jahrelang mit Depression zu kämpfen hatten, können es kaum glauben, wenn sie beispielsweise durch Vitamin D, Vitamin B_{12} oder Eisen innerhalb kurzer Zeit von ihrer Seelenpein »wie durch ein Wunder« befreit sind.
»Natürliche« Antidepressiva sind alle Mittel und Verfahren, die nichts mit chemischen Antidepressiva zu tun haben. Hierzu gehören Hormone, Vitamine, Mineralstoffe, körpereigene Stoffe, Heilkräuter, Heilpilze,

Cannabis, Schlafkuren, Entspannungstraining, Psychotherapie, Fitnesstraining und kreative Aktivitäten. Es ist ein überraschend reichhaltiges Angebot, das einzeln oder kombiniert sehr erfolgreich eingesetzt werden kann.

Natürliche Antidepressiva wirken häufig ganzheitlich und stellen das verloren gegangene Gleichgewicht der körperlichen Regelwerke wieder her. Die natürlichen Antidepressiva haben zudem keine relevanten Nebenwirkungen wie chemische Antidepressiva.

Das vorliegende Buch stellt eine Auswahl der wichtigsten Mittel und Maßnahmen vor, die wirksam zur Bewältigung einer depressiven Episode beitragen können.

Es müssen nicht immer gleich Psychopharmaka sein.

Es gibt viele Wege, die aus dem dunklen Tal der Depression zurück ins lichte Leben führen.

Ihr

Dr. med. Eberhard J. Wormer

Inhalt

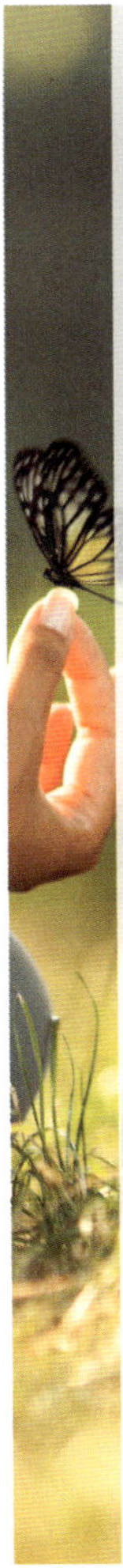

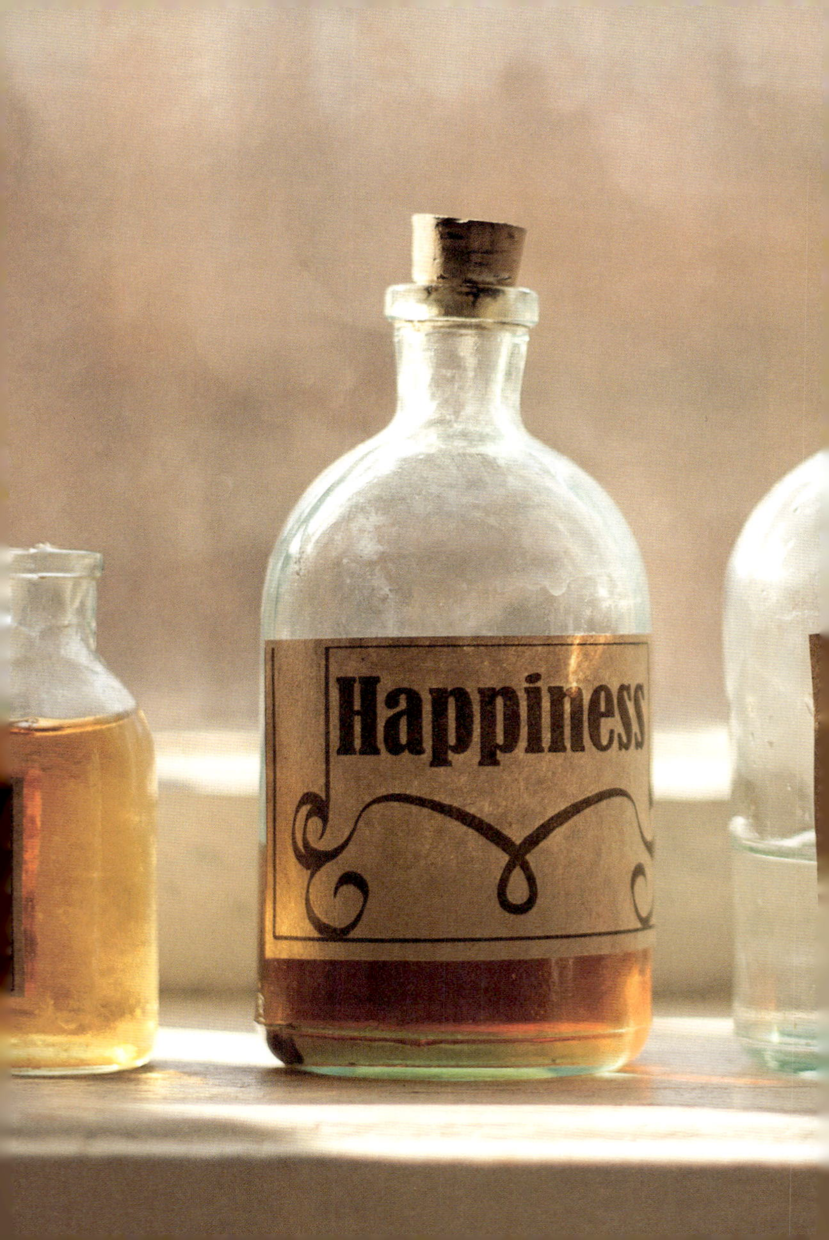
Happiness

Grundlagen

Das ausgeglichene Gemüt ist der Idealzustand der emotionalen Großwetterlage. Stimmungsschwankungen und das Wechselbad der Gefühle sind zunächst normale Anpassungsreaktionen auf unterschiedliche Belastungen. Problematisch wird es, wenn extreme Stimmungen wie Depression oder Manie häufiger auftreten oder zum Dauerzustand werden. Es gibt zahlreiche, vor allem körperliche Faktoren, die eine depressive Verstimmung auslösen können – nicht nur fehlende Glückshormone. Die echte Depression ist ein lebensbedrohlicher Zustand mit akutem Handlungsbedarf.

Das Kontinuum der Gefühle

Die stürmischen Gezeiten des Ozeans der Gefühle haben große Dichter in unsterbliche Worte gefasst, visionäre Maler in stimmungsvolle Bilder verwandelt und kreative Komponisten erklingen lassen: Die höchsten Höhen und die tiefsten Tiefen menschlicher Seelenzustände, die extremen Pole der Emotionen – himmelhoch jauchzend und zu Tode betrübt.

Wir lassen uns von den düsteren Erzählungen Edgar Allan Poes ängstigen, wir bewundern staunend van Goghs »Sonnenblumen« oder wir lauschen verzückt Beethovens »Mondscheinsonate« und Mozarts »Zauberflöte«.

Viele große Künstler und Politiker, die das Erscheinungsbild unserer Welt unverwechselbar geprägt haben, hatten keine Wahl: Sie mussten wohl oder übel, ohne Hoffnung auf Hilfe, mit der Raserei und dem Auf und Ab ihrer Gefühle leben. Jeder, der das »Gelächter der Manie« und die Seelenqual der Depression selbst durchlitten oder als Beobachter miterlebt hat, kennt die Sprengkraft extremer Stimmungszustände. Ist das empfindliche Gefüge der Stimmungsäußerungen unserem Einfluss entzogen, das Gleichgewicht der Gefühle gestört, dann fühlen wir uns eingeschränkt oder krank. Es kann jeden treffen. Viele Wege führen in die dunkle Nacht der Depression und in das Inferno der Manie.

Die Depression ist der dunkle Extrempol im Kontinuum der Emotionen. Die Manie ist der überbelichtete grelle

Extremzustand einer abgehobenen Stimmungslage. Beide Zustände können – wenn sie lange anhalten und schwer ausgeprägt sind – lebensgefährlich sein. Als ausgeglichen können wir uns nur dann bezeichnen, wenn weder das eine noch das andere auffällig wird.
Gesundheit ist im Grunde durch und durch eine Frage der Balance. Dies gilt für die Funktionen unserer Organe ebenso wie für Hirnfunktionen und die Psyche. Vom Blutdruck über den Zuckerstoffwechsel, die endokrinen Drüsen und das Immunsystem bis hin zur Darmflora wird alles, was in unserem Körper geschieht, von Regelkreisen kontrolliert. Alle Regelkreise streben nach der Erhaltung ihres zugehörigen gesunden Gleichgewichts. Zusammengenommen ergibt dies im Idealfall den Zustand des ausgeglichenen, körperlich und psychisch stabilen, gesunden Menschen. Mit diesen Balancemechanismen ist der Mensch bestens dafür ausgestattet, sich an unterschiedlichste Belastungen anzupassen: beruflicher oder privater Stress, Leistungsbereitschaft im Sport, Mangelzustände und Notzeiten.

Normale Stimmungsschwankungen

Als *Stimmung* bezeichnet man einen Gefühlszustand, den eine Person selbst erlebt. Der Stimmungszustand einer Person, der beobachtet werden kann, wird *Affekt* genannt.
Stimmung kann am besten als »Temperatur« der Emotionen beschrieben werden – ein Bündel von Gefühlen

hoher oder niedriger Temperatur, das unser Wohlbehagen oder Unbehagen zum Ausdruck bringt. Es ist ganz normal, dass unsere Stimmung nicht immer gleich und in begrenztem Umfang Schwankungen unterworfen ist: Glücksgefühl und Trauer, Wut und Gleichgültigkeit, Zufriedenheit und Unzufriedenheit oder Optimismus und Pessimismus wechseln sich entsprechend der Lebenssituation ab. Auch körperliche Empfindungen wie Müdigkeit oder tatkräftige Energie werden von der Stimmung beeinflusst.

Sind wir guter Stimmung, fühlen wir uns zufrieden und optimistisch. Wir sind entspannt und aufgeschlossen, geduldig, voller Neugier und ausgeglichen. Wir sind voller Energie und fühlen uns wohl in unserer Haut. Wir schlafen tief und fest und essen mit gesundem Appetit. Ein gut gestimmter Mensch wirkt attraktiv auf andere. Die Zukunftsperspektiven sind hervorragend, und die Zeit

Wechselnde Stimmungen kennzeichnen das emotionale Klima – gut, wenn die Sonne scheint!

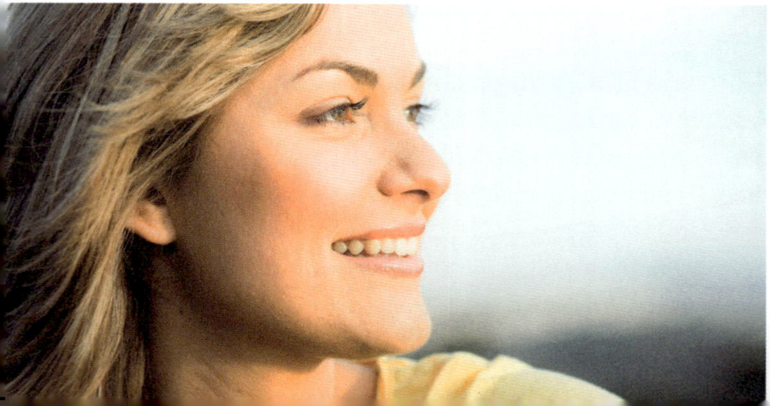

ist reif, mit außergewöhnlichen Projekten zu beginnen. Gut gestimmt ist die Welt der bestmögliche Ort, und es ist wunderbar, dort zu leben. Mit einem Wort: Wir sind glücklich.
Sind wir hingegen gedrückter, depressiver Stimmung, neigen wir dazu, uns in uns selbst zurückzuziehen. Gedanken kreisen in unserem Kopf und beunruhigen uns. Wir sind vielleicht unbestimmt traurig, fühlen uns leer und verloren – oder haben jede Art von Gefühlsempfindung eingebüßt. Die Zukunft erscheint düster, und Pessimismus drängt sich auf, macht uns Angst. Wir verlieren schneller die Fassung und empfinden Schuldgefühle, wenn wir uns haben hinreißen lassen. Offenheit oder Herzlichkeit gegenüber anderen bereiten große Mühe. Wir ziehen es vor, die Gesellschaft anderer Menschen zu meiden und lieber allein zu bleiben und unsere Niedergeschlagenheit zu verbergen. Wir fühlen uns schwach und müde, zweifeln mehr und mehr an uns selbst. Die Welt ist ein grauenhafter Ort, besser man entflieht ihm. Mit einem Wort: Wir sind unglücklich.

Stimmung außer Kontrolle

Wenn der Temperaturfühler einer Heizung versagt oder defekt ist, wird die Raumtemperatur unkontrollierbar – Sie haben so etwas vielleicht schon erlebt. Sie drehen am Thermostat, wie Sie wollen: Entweder die Heizung läuft ständig auf vollen Touren, und Sie fühlen sich wie in der Sauna, oder es tut sich gar nichts, und Sie fühlen

sich wie in der Tiefkühltruhe, oder die Anlage heizt stur lauwarm vor sich hin. Dann ist es Zeit, einen Heizungstechniker anzurufen.
Vermutlich verfügt auch das Gehirn des Menschen über ein Regulierungssystem der Stimmungstemperatur. Allerdings ist dieses System sehr viel komplizierter aufgebaut als der Thermostat einer Heizungsanlage. Erbfaktoren (Gene), Biorhythmen (Schlaf-Wach-Rhythmus), Kommunikationsfunktionen des Nervensystems (Neurotransmitter, Neurobiologie), Hormone und die Psyche sind Faktoren, die das Gleichgewicht der Stimmung beeinflussen. Störungen in solchen Regelwerken erhöhen die individuelle psychische Verletzlichkeit, und es gibt Probleme mit der Einstellung der emotionalen Temperatur.
Die Stimmung ist dann abgekoppelt von Lebenssituationen oder Reizen, die normale Stimmungsreaktionen hervorrufen: etwa Trauer nach dem Verlust einer geliebten Person oder überschäumende Freude nach erfolgreich bestandener Prüfung. Glücksempfinden und Trauer führen nun ein unkontrollierbares Eigenleben. Hochgefühle oder Depressionen können ohne besonderen Anlass immer wieder auftreten. Die Stimmung schwankt in unterschiedlichem Grad, leicht bis extrem. Gelegentlich ist der Stimmungszustand so stark verändert, dass die Realität verzerrt wahrgenommen wird: Zwangsvorstellungen, Wahnideen tauchen auf oder bizarre beunruhigende Sinnestäuschungen.

Die Depression ist die bei Weitem häufigste Form der außer Kontrolle geratenen Balance – und die Ursache dieser Fehlfunktion ist keineswegs nur im Kopf zu finden. Jede Störung eines Regelkreises, der Organfunktionen betrifft, jedes körperliche oder psychische Trauma – Erkrankungen, Unfälle, Operationen, persönliche Verluste –, anhaltende Stresszustände, Nährstoff- und Vitaminmangel, starke Hormonschwankungen oder Schilddrüsen- und Zuckerstoffwechselstörungen können eine Depression hervorrufen. Es gibt mehr körperliche als psychische Ursachen für eine Depression! Das wird oft übersehen oder ignoriert.

Hier die gute Nachricht: Da der depressive Zustand meist zunächst Ausdruck irgendeiner Störung des körperlich-psychischen Gleichgewichts ist, gibt es viele Möglichkeiten zur Wiederherstellung eines ausgeglichenen Gemüts – ohne dass gleich Antidepressiva nötig wären. Häufig reichen natürliche Mittel aus, um die Depression zu beenden: Ausgleich von Vitamin- und Nährstoffmangel, Korrektur von Hormonstörungen, gesunde Ernährung und körperliche Bewegung, pflanzliche und körpereigene antidepressive Wirkstoffe und vieles mehr.

Erst wenn diese Mittel ausgeschöpft sind, sollten Sie an chemische Antidepressiva denken – die wirksam sein können, aber auch gravierende Nachteile haben. Antidepressiva sollten die *ultima ratio* bei schweren, länger bestehenden echten Depressionen sein – vor allem dann, wenn ein Suizidrisiko bemerkbar ist.

Depression

»Depression ist nicht Schmerz. Depression ist die Abwesenheit von Schmerz und Gefühl.«
Allie Light, *Dialogues with Madwomen*, USA 1994

Wenn sich der Thermostat der inneren Stimmungstemperatur auf »tief« stellt und der Schlüssel zum »Heizraum« unauffindbar ist, wird man zum Gefangenen eisiger Gefühlskälte, die nur schwer zu durchbrechen ist. So in etwa könnte die »echte Depression« beschrieben werden, die sich von der »depressiven Verstimmung«, beispielsweise der Reaktion auf den Verlust eines Angehörigen, unterscheidet – Tränen bei der Trauerfeier, aber vielleicht doch ein Lächeln bei der Erinnerung an den Verstorbenen beim Leichenschmaus.
Im Gegensatz zur normalen Trauerreaktion, die nach einer gewissen Zeit wieder in eine ausgeglichene Gemütslage übergeht, ist das Gefühl der *unbeeinflussbaren Gefangenschaft in gedrückter Stimmung* das wesentliche Merkmal der echten Depression – wie bei einem Radiogerät, das nur den Sender »Depression« empfangen kann und ständig düstere Balladen abspielt, egal welche Frequenz man einstellt.
Depression ist eine Stimmungslage, die die Menschheit seit Tausenden von Jahren begleitet und von der antiken griechischen Medizin »Melancholie« genannt wurde.

DEFINITION VON »DEPRESSION«

INFO

In der Psychiatrie zählt die Depression zu den sogenannten affektiven Störungen. Der Terminus »Depression« wird heute als symptomorientierter Oberbegriff verstanden, zunächst ohne Bezug zu möglichen Ursachen.

- Depression kann ein Symptom oder eine ganze Krankheitsgruppe kennzeichnen.
- Man unterscheidet die »depressive Verstimmung« und die »echte (major) Depression«.
- Unipolare Depression: Die Stimmungsstörung bezieht sich nur auf eine Depression, die in immer wiederkehrenden (periodischen) Phasen auftreten kann (depressive Episoden).
- Bipolare Depression: Die Stimmungsstörungen bestehen aus zyklisch ablaufenden Phasen von abwechselnden »Tiefs« (Depression) und »Hochs« (Manie).
- Ursächlich werden psychogene (reaktive), endogene (anlagebedingte) und somatogene (körperlich bedingte) Depressionen unterschieden.

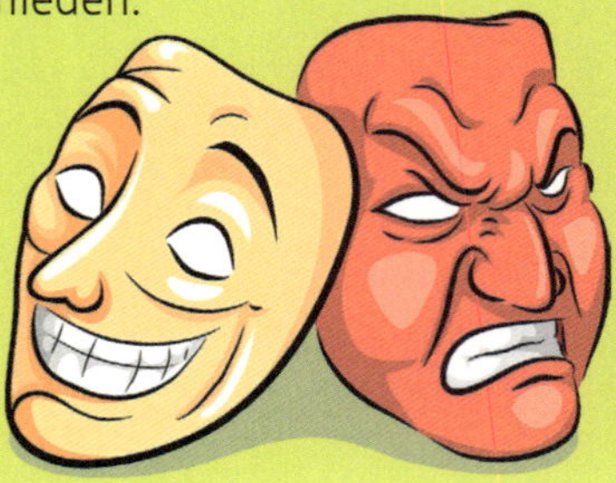

Dieser depressiv eingeengte Stimmungszustand wird von Gefühlen der Trauer und des Verlusts, von Bedauern und Hoffnungslosigkeit beherrscht. Die Gedanken kreisen ständig um Schuld und Sünde, die man auf sich geladen hat und den Betroffenen ständig verfolgen. Der depressive Mensch fühlt sich häufig schuldig und verantwortlich für Probleme, die er sich selbst oder anderen bereitet hat. Mitunter verstärken sich solche Schuldgefühle außerordentlich, werden zum Schuldwahn und Betroffene wünschen nichts mehr, als bestraft zu werden.

Symptome der Depression

Ein typisches Symptom der Depression ist der Verlust des Interesses an gewöhnlich angenehmen Aktivitäten: Weder Musik noch Kino, Sport oder Hobbys oder die

INFO

DEFINITION VON »MELANCHOLIE«

Der Begriff »Melancholie« bezieht sich auf das griechische Wort für »schwarze Galle« (gr. *mélaina cholé*, lat. *melancholia)*, einen der vier Lebenssäfte (Schleim, Blut, gelbe und schwarze Galle) des altgriechischen Krankheitskonzeptes (»Säftelehre«): Die schwarze Galle beinhaltet die Qualitäten kalt und trocken und wurde im antiken Griechenland als Ursache der Melancholie betrachtet.

Schönheit der Natur bereiten Freude. Das Essen verliert seinen Geschmack. Die Farben des Regenbogens, des Sonnenuntergangs, der Landschaften und der Blütenpracht des Frühlings verblassen, verlieren Struktur und Duft, machen einer Wahrnehmung Platz, die in einem fort in sanfte Grau- und Sepiatöne getaucht ist – alles erscheint stumpf und leblos. Die Welt, einst freudvoller Ort unbeschreiblicher Schönheit, wird zur Quelle unbeschreiblicher Seelenpein.

Bei der Depression kommt es auch zu Denk- und Befindlichkeitsstörungen. Denkprozesse verlangsamen sich, verlieren ihren Sinn, das Gedächtnis lässt nach, und die Konzentration leidet. Schon das allerkleinste Problem kann den schwer Depressiven in ein unlösbares Dilemma stürzen, Entscheidungen sind kaum mehr möglich: Im Bett bleiben oder aufstehen? Duschen oder nicht duschen?

Schwere Depressionen sind fast immer mit Schlafstörungen verbunden. Der Biorhythmus von Schlafen und Wachen hat sich verändert: Entweder man schläft regelmäßig übermäßig viel (Hypersomnie) – was bei bipolarer Depression häufiger vorkommt als bei anderen Formen der Depression – oder man wacht regelmäßig um drei Uhr früh vor der Morgendämmerung auf (Insomnie) und erlebt das, was ein Patient folgendermaßen beschrieben hat:

»Ich liege wach im Bett und denke über jede verdammte Kleinigkeit meines Lebens nach.«

Im Laufe des Tages kann sich dann die depressive Stimmungslage bessern, bevor dieser Ablauf wieder von Neuem beginnt.
Auch der Appetit ist in der Regel gestört. Essstörungen in beide Richtungen können vorkommen. Sie essen entweder zu viel und nehmen zu, oder Sie essen zu wenig und verlieren Körpergewicht.
Da die gesamte Welt bei Depression grau und leer erscheint, ist auch der sexuelle Antrieb gehemmt – es existiert nichts mehr, was Freude machen könnte.
Darüber hinaus ist es nicht ungewöhnlich, dass zahlreiche Befindlichkeitsstörungen an Bedeutung gewinnen und sich meist verschlechtern: Kopfschmerzen, Rückenschmerzen, Verstopfung, Erschöpfungszustände und chronische Müdigkeit. Häufig suchen depressive Patienten wegen solcher Befindlichkeitsstörungen ihren Arzt auf und lassen unzählige Untersuchungen über sich ergehen – weil sie sich scheuen zu erwähnen, dass sie an einer depressiven Stimmungsstörung leiden.
Im schwersten Stadium der Depression können Wahnvorstellungen auftauchen. Die Betroffenen glauben zu verarmen, an allem schuld zu sein, Krebs oder eine schlimme Krankheit zu haben. Man kann sich leicht vorstellen, warum schwer Depressive, die sich von unbeschreiblich grauenhaften Feinden bedroht sehen, suizidgefährdet sind. Schwerstkranke können außerdem in den Zustand verzweifelter Lethargie verfallen (depressiver Stupor).

INFO

SYMPTOME DER DEPRESSION IM ÜBERBLICK

Stimmung: ▶ Gedrückte, dysphorische Stimmung ▶ Stimmungsschwankungen ▶ »Morgentief« (das sich im Lauf des Tages bessert) ▶ Schuldgefühle ▶ Gefühl der Wertlosigkeit ▶ Empfindungsverlust für Freude (Anhedonie) ▶ Sozialer Rückzug (innere Emigration) ▶ Suizidgedanken

Aktivität: ▶ Verminderter Antrieb ▶ Erniedrigtes Energieniveau ▶ Apathie oder Unruhe ▶ Verlangsamte Sprache

Körperliche Befindlichkeit: ▶ Schlafstörungen (Schlaflosigkeit/übermäßiger Schlaf) ▶ Essstörungen (Gewichtszunahme/Gewichtsverlust) ▶ Verminderter Sexualtrieb (Libidostörung) ▶ Müdigkeit ▶ Verstopfung ▶ Kopfschmerzen ▶ Rückenschmerzen ▶ Verschlechterung des Wohlbefindens (Hypochondrie)

Denken: ▶ Konzentrationsstörung ▶ Gedächtnisstörung Entscheidungsunfähigkeit ▶ Denkhemmung, Grübeln, Gedankenkreisen

Psychose: ▶ Wahnideen (Versündigungs-, Schuldwahn) ▶ Halluzinationen (Stimmenhören)

Die depressive Verstimmung

Die Depression gehört zu den häufigsten Stimmungsstörungen. Fast jeder Fünfte soll von einer echten Depression betroffen sein. Frauen trifft es doppelt so häufig.
Eine depressive Verstimmung hat hingegen wohl jeder Mensch irgendwann erlebt. Eine internationale Vergleichsstudie aus dem Jahr 2011 ergab in Ländern mit mittlerem und niedrigem Einkommen eine Erkrankungshäufigkeit pro Gesamtlebenszeit (Lebenszeitprävalenz) von 11 bis 15 Prozent. Die Krankheitslast (Arbeitsunfähigkeit u. a.) ist in den letzten Jahren in Deutschland angestiegen. Ob depressive Erkrankungen (weltweit) tatsächlich zugenommen haben, ist unklar. Sicher ist, dass die Depression mittlerweile »salonfähig« geworden ist. Sie unterliegt nicht mehr einer so starken Tabuisierung wie in früheren Zeiten.
Immerhin weisen Langzeitstudien darauf hin, dass das postmoderne Berufs- und Privatleben offenbar die Psyche unter Druck setzt – vor allem der jüngeren Generationen – und zu einem echten Anstieg der Depressionshäufigkeit beiträgt. Auch bei 20 bis 40 Prozent der älteren Menschen (über 65) sind häufiger depressive Symptome zu beobachten.

Die depressive Episode

Bedrückung bestimmt das Lebensgefühl einer depressiven Episode. Diese Gefühlslage ist für Betroffene und Außenstehende schwer zu erfassen und zu beschreiben.

Das Spektrum reicht von leicht gedrückter Stimmung bis hin zum schwermütigen, scheinbar ausweglosen »Gefühl der Gefühllosigkeit«. Die Melancholie lastet wie ein zäher grauer Nebel auf der gequälten Seele, die von keinem Sonnenstrahl mehr erreicht wird.
Wer davon betroffen ist, dem fehlen der Antrieb, das Interesse und die Initiative für normale Lebensaktivitäten. Entscheidungen sind unmöglich. Angst, innere Unruhe, Hoffnungs- und Hilflosigkeit breiten sich aus, gefolgt von Verzweiflung, Resignation und Perspektivlosigkeit. Denken und Konzentration fallen schwer, und der Depressive verliert sich allzu schnell in monotonen, pessimistisch gefärbten Grübeleien. Ein allgemeines Schwächegefühl durchdringt den Körper. Schuld- und

Depressive fühlen sich wie Gefangene einer trüben und grauen Welt.

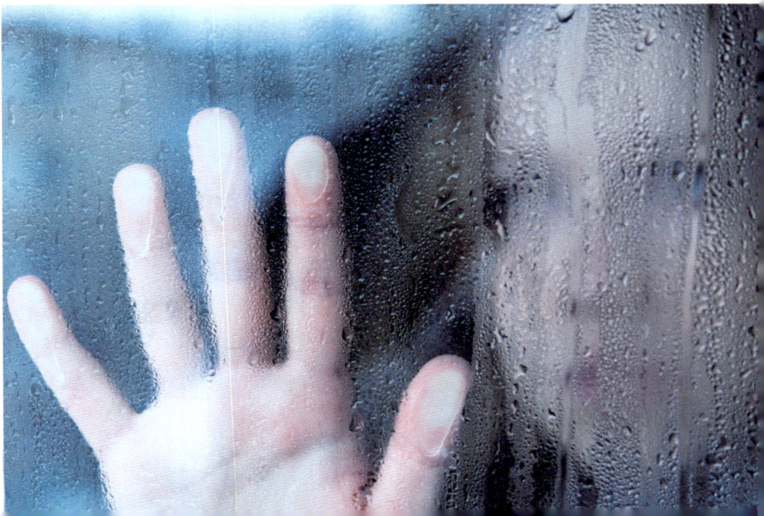

Minderwertigkeitsgefühle prägen die Düsternis der Seele. 40 bis 80 Prozent aller Patienten haben während einer depressiven Episode Suizidgedanken. Für Suizidversuche sind vor allem jüngere Depressive gefährdet. Die in der Arztpraxis am häufigsten genannten Symptome einer Depression sind Interesse- und Freudlosigkeit, Schlafstörungen, Konzentrations- und Denkstörungen, Angst und Unruhe. Diagnostisch sollte ein Arzt zumindest in der Lage sein, danach zu fragen, ob auch extrem gehobene Stimmungszustände (Diagnose: bipolare Depression) oder Suizidgedanken vorgekommen sind.

Ursächliche Faktoren

Depression kann durch einzelne oder mehrere Faktoren verursacht werden. Unterschiedlichste Störungen von körperlichen und psychischen Regelkreisen können zur Entstehung einer Depression beitragen.

Genetische Faktoren

Depressive Störungen kommen familiär gehäuft vor.

Neurobiologische Faktoren

Bei Depressionen sind Mangelzustände der Nervenbotenstoffe (Neurotransmitter) Serotonin (5-HT) und Noradrenalin nachweisbar. Auch ein Mangel an Dopamin kann zum depressiven Geschehen beitragen. Man geht heute von einer gestörten Neurotransmitter-Balance bei Depressiven aus.

Hormondrüsenfaktoren

Störungen der Regelkreise von Hypothalamus, Hypophyse, Nebennierenrinden und der Schilddrüse können zur Depression beitragen. So finden sich dann etwa reichlich Stresshormone oder zu wenig Schilddrüsenhormone im Blut.

Immunfaktoren

Depression ist mit einer Schwächung der Abwehrfähigkeit (Immunsuppression) und erhöhter Entzündungsanfälligkeit assoziiert.

Chronobiologische Faktoren

Depressionen treten häufiger im Herbst/Winter auf. Hinzu kommt ein gestörter Schlaf-Wach-Rhythmus bei Depressiven.

Hirndurchblutung/-stoffwechsel

Bei Depressiven hat man eine Minderdurchblutung und Stoffwechselveränderungen im Gehirn beobachtet.

Erkrankungen und Arzneimittel

Bei Patienten mit Herzinfarkt, Schlaganfall, Tumorerkrankungen und mit traumatischen Verletzungen ist eine Anfälligkeit für Depression bemerkbar. Zahlreiche Arzneimittel wie Antibiotika, Blutfettsenker (Statine), die Antibabypille, Blutdrucksenker und Kortison können Depressionen auslösen.

Psychische Faktoren

Kritische Lebensereignisse begünstigen Depressionen: frühkindliches Trauma, Missbrauchserfahrung, psychosoziale Stresszustände durch persönliche Verluste, Scheidung, Trennung, Wochenbett und Arbeitslosigkeit. Eine »verwundbare Seele«, Ohnmacht, Hilflosigkeit, Hoffnungslosigkeit und Resignation sind allseits bekannte depressiogene Faktoren.

Verlauf und Prognose

Wenn eine depressive Verstimmung erstmals auffällt, kann sie durchaus innerhalb weniger Wochen wieder verschwinden, falls die ursächlichen Faktoren beseitigt werden. Beispielsweise verschwindet eine Depression mit Burn-out-Problematik innerhalb von Wochen, wenn ein zugrunde liegender Vitamin-D-Mangel durch Zufuhr hoher Dosierungen von Vitamin D_3 behandelt wird.

Oftmals ist Vitamin-D-Mangel die Ursache einer anhaltend gedrückten Stimmung.

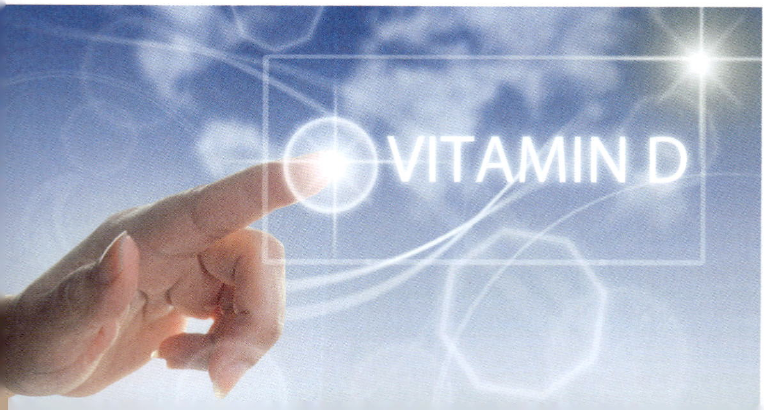

Unbehandelte depressive Episoden können monatelang anhalten. Ist es gelungen, die Depression erfolgreich zu beenden, kann es nach vier bis fünf Jahren zum Rückfall kommen. Das höchste Rückfallrisiko besteht innerhalb der auf eine depressive Episode folgenden zwei Jahre. Kommt es zur sozialen Isolierung, steigt das Suizidrisiko.
Nach meiner Einschätzung sollte bei bis zu 80 Prozent der von depressiver Verstimmung Betroffenen eine Normalisierung der Stimmung möglich sein – wenn nach den häufigsten ursächlichen Faktoren gefahndet wird. Die Prognose wäre somit in vielen Fällen günstig. Anders sieht es aus, wenn Persönlichkeitsstörungen vorliegen, depressive Episoden schon früher häufiger aufgetreten sind, familiär-soziale Unterstützung fehlt sowie Alkohol- oder Drogenkonsum hinzukommen. Dann ist die Prognose ungünstiger. Jeder zehnte bis fünfte Patient mit chronischer Depression nimmt sich das Leben.

Antidepressive Therapien

Angenommen, Sie leiden seit einigen Wochen an einem bislang ungekannten Schwächezustand, an Schlafstörungen, seltsamen Schmerzwahrnehmungen, an gedrückter Stimmung, an Konzentrationsstörungen und einer undefinierbaren allgemeinen Unlust. Wenn Sie diese Beschwerden bei Ihrem Arzt ansprechen und er schlägt Ihnen – ohne nachzufragen und ohne körperliche Untersuchung – die Verordnung eines Schlafmittels und/

oder Antidepressivums vor, sollten bei Ihnen alle Alarmglocken schrillen. So einfach werden Sie Ihre Depression nicht los, das ist unmöglich!
Tatsächlich verordnen Ärzte oft viel zu schnell Antidepressiva – noch dazu, ohne Ihnen zu sagen, dass deren Wirkung erst Wochen später (wenn überhaupt) eintreten wird und dass belastende Nebenwirkungen auftreten. Dieses Buch möchte vor allem darüber informieren, dass es oft mit sehr einfachen und natürlichen Mitteln gelingt, Sie aus Ihrem Stimmungstief herauszuholen.

Antidepressiva

Derzeit sind Antidepressiva sieben verschiedener Wirkstoffgruppen zur Behandlung depressiver Episoden zugelassen: Trizyklische Antidepressiva, Tetrazyklische Antidepressiva, chemisch andersartige Antidepressiva, Serotonin-Wiederaufnahmehemmer (SSRI), Serotonin-Noradrenalin-selektive und Noradrenalin-selektive Antidepressiva sowie MAO-Hemmer.
Im Grunde sollen diese Antidepressiva die Verfügbarkeit von Serotonin/Noradrenalin verbessern. Manche Antidepressiva wirken eher dämpfend (sedierend), andere aktivierend. Die Wirkung dieser Mittel tritt frühestens nach drei Wochen ein. Es gibt jeweils unterschiedliche Indikationen, Kontraindikationen und (teilweise belastende) Nebenwirkungen. Antidepressiva machen nicht abhängig. Die Wirkstoffe werden zur Akutbehandlung, als Erhaltungstherapie (4 bis 12 Monate) oder zur Rück-

fallverhütung eingesetzt. Bei bis 50 Prozent der Patienten sind Antidepressiva nur schwach oder überhaupt nicht wirksam.

Psychotherapie

Hier stehen die Psychoanalyse, Verhaltens- und kognitive Verhaltenstherapie, interpersonelle Psychotherapie, Gruppentherapie sowie Paar- und Familientherapien zur Verfügung.

Andere Therapien

Schlafentzug, Elektrokonvulsiontherapie (»Elektroschock«), Transkranielle Magnetstimulation und Lichttherapie.

INFO

TÖDLICHES MORGENTIEF

Das typische sogenannte »Morgentief« der Depression wurde der amerikanischen Autorin Sylvia Plath (»Die Glasglocke«) im Februar 1963 zum Verhängnis. Sie hatte, akut depressiv, während ihrer Morgentief-Zustände die bewegendste und schockierendste Lyrik der englischsprachigen Literatur geschaffen. Die Depression verschlimmerte sich so sehr, dass sie keinen Ausweg mehr sah und sich in der Küche mit Gas vergiftete, während nebenan ihre Kinder schliefen.

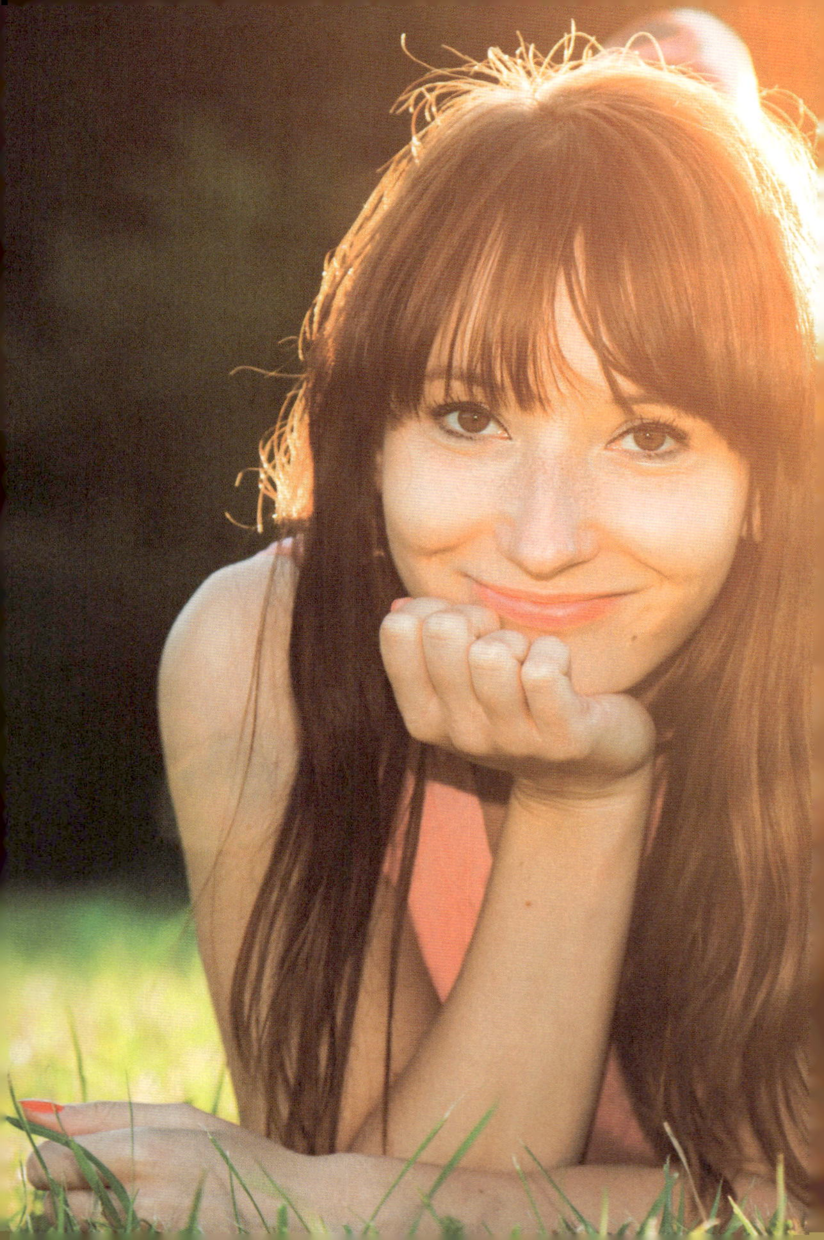

Natürliche Antidepressiva

Antidepressiva sind nicht die einzige Lösung, wenn es um depressive Störungen und echte Depression geht. Natürliche Alternativen sind Hormone, Vitamine oder Mineralstoffe, wenn Mangelzustände die Stimmung trüben. Auch Fettsäuren und Aminosäuren haben sich als sehr wirksame und verträgliche Optionen bewährt.

Nähr- und Körperstoffe

Die derzeit wirksamsten natürlichen Antidepressiva sind in unseren Nahrungsmitteln und im eigenen Körper zu finden. Wenig überraschend handelt es sich um Substanzen, die als essenzielle Bau- und Funktionsstoffe vom Nervensystem gebraucht werden. Dazu gehören vor allem mehrfach ungesättigte Fettsäuren und Aminosäuren, die am Methionin-Homocystein-Stoffwechsel beteiligt sind.

Fettsäuren

Mehrfach ungesättigte Fettsäuren haben sich mittlerweile als unverzichtbarer Bestandteil einer gesunden Ernährung etabliert. Die risikomindernde Wirkung dieser Nährstoffe in Bezug auf Herz-Kreislauf-Erkrankungen ist unbestritten. Auch stimmungsstabilisierende Wirkungen von Fettsäuren sind seit Langem bekannt.
Solche Fettsäuren haben zwei oder mehr Doppelbindungen. Am häufigsten finden sich die zweifach ungesättigte Fettsäure *Linolsäure* (Distel-, Sonnenblumen- und Traubenkernöl) und die dreifach ungesättigte Fettsäure *Alpha-Linolensäure* (Lein-, Walnuss-, Hanf-, Raps- und Sojaöl) in unseren Nahrungsmitteln. Man unterscheidet Omega-3- und Omega-6-Fettsäuren. Solche Fettsäuren bleiben auch bei Kühlschranktemperaturen flüssig. Da sie reaktionsfreudig sind und leicht oxidieren (durch Luftsauerstoff), werden sie rasch ranzig.

Essenzielle Fettsäuren spielen als strukturelle Bausteine komplexer Fettstoffe (Lipide) in den Zellmembranen eine tragende Rolle. Sie unterstützen die Abwehr von Bakterien, Viren, krebserregenden sowie allergenen Stoffen, schützen die Körperzellen, sind Kernbestandteile der synaptischen Zellmembranen und spielen für die Nervensignalübermittlung eine wichtige Rolle. Langkettige Omega-3-Fettsäuren sind zudem zur Energieversorgung des Auges und des Gehirns nötig. Die Fettsäuren müssen wie Vitamine oder Mineralstoffe mit der Nahrung zugeführt werden.

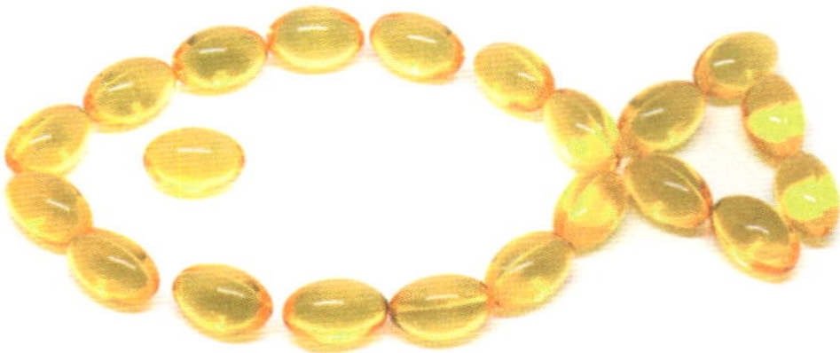

Omega-3-Fettsäuren

Zur Gruppe der essenziellen Omega-3-Fettsäuren gehören die Eicosapentaensäure (EPA) und die Docosahexaensäure (DHA). DHA wird im Körperstoffwechsel als Grundsubstanz für die Umwandlung in sogenannte Prostaglandine benötigt. Sie wirken antientzündlich und hormonähnlich im gesamten Körper, sind an der Regulierung der Herz-Kreislauf-Funktionen, der Fortpflanzungs- und Immunfunktionen sowie der Funktionen des

Nervensystems beteiligt. EPA verhindert als natürlicher »Blutverdünner« die Verklumpung von Blutplättchen, etwa an den Wänden von Arterien, und kann dadurch die Gefahr einer Arteriosklerose oder von Thrombosen vermindern.

EPA und DHA finden sich vor allem in fettreichen Meeresfischen wie Makrele, Thunfisch, Lachs und Hering. Lachs enthält etwa 30 bis 35 Prozent Omega-3-Fettsäuren. Fettes Öl vom Hochseefisch gilt als gutes Mittel, um Herzinfarkt und Schlaganfall vorzubeugen.

Fischöle sind auch gut verträgliche, vielfach wirksame und natürliche Mittel zur Behandlung von Stimmungsstörungen (Depression und bipolare Störung).

Eine Metaanalyse (Cochrane 2016; 26 Studien) prüfte die antidepressive Wirksamkeit von Omega-3-Fettsäuren im Vergleich zu Placebo und üblichen Antidepressiva. Die Fettsäuren erwiesen sich in Bezug auf depressive Symptome gegenüber Placebo leicht überlegen und vergleichbar wirksam wie Antidepressiva. Eine Übersichtsarbeit (2017) wies darauf hin, dass ernährungsbedingter Mangel an essenziellen Fettsäuren zur Entwicklung von Stimmungsstörungen beiträgt. Omega-3-Fettsäuren gelten derzeit als eine der besten Optionen zur natürlichen Behandlung von Depression und Stimmungsstörungen.

Fischöle werden in der Regel von Kindern und Erwachsenen gut vertragen.

▸ **Fischölkapseln sind via Internet erhältlich.**

Omega-6-Fettsäuren

Sie sind vor allem in Borretsch- und Nachtkerzenöl, in Sonnenblumen-, Distel- und Maisöl enthalten, in geringer Menge auch in Fleisch und Milchprodukten. Wer bewusst auf solche Fettsäuren im Nahrungsangebot achtet, beugt depressiven Verstimmungen vor.

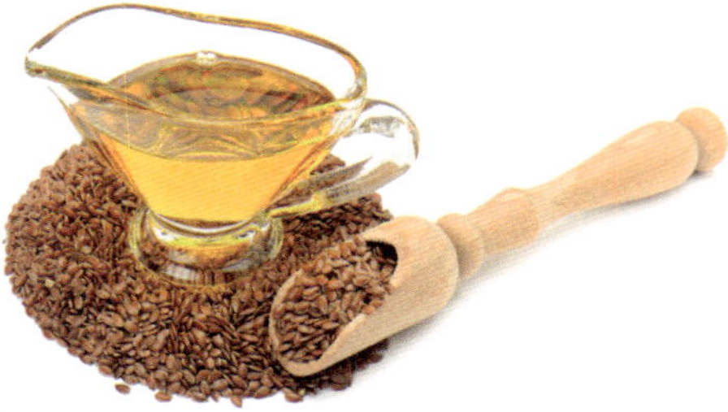

Aminosäuren

Der zentrale Aspekt für antidepressive und stimmungsstabilisierende Wirkungen ist die verbesserte Verfügbarkeit von Neurotransmittern (Serotonin, Noradrenalin). Chemische Antidepressiva schaffen das, allerdings mit Nebenwirkungsrisiken. Mit verträglichen körpereigenen Stoffwechselprodukten wie S-Adenosylmethionin (SAM) gelingt dies oftmals vergleichbar gut.

S-Adenosylmethionin (SAM)

Methionin ist eine essenzielle Aminosäure, die im Eiweiß aller Lebewesen vorkommt. Der Mensch kann diese Aminosäure nicht selbst herstellen und bezieht sie deshalb aus der Nahrung. Die zyklische Umwandlung von Methionin in Homocystein und zurück findet unter

Beteiligung von Vitamin B12 im Plasma jeder Zelle statt. Dieser Stoffwechselzyklus dient der Regenerierung von Methionin für wichtige Methylierungsreaktionen, die unter anderem für die Produktion von Neurotransmittern und Hormonen gebraucht werden. Sowohl Vitamin B12 als auch Folsäure sind für diesen wichtigen Reaktionszyklus erforderlich (siehe Seite 49 und 51).

SAM ist ein Zwischenprodukt des lebenswichtigen Methionin-Recyclings. Deshalb lag es nahe, statt Methionin oder Vitamin B12 gleich die unmittelbare Vorstufe der Neurotransmitter-Produktion zur natürlichen Behandlung depressiver Stimmungsstörungen einzusetzen. Tatsächlich erwies sich SAM als wirksames alternatives Antidepressivum.

Zahlreiche Studien belegen die antidepressive Wirksamkeit von SAM. Die SAM-Supplementierung ist sowohl im Vergleich zu Placebo als auch zu trizyklischen Antidepressiva antidepressiv wirksam. Davon profitieren vor allem Patienten, bei denen übliche Antidepressiva versagen. SAM eignet sich auch als natürliche und gut verträgliche Alternative zu Antidepressiva bei leichter Depression. Experten empfehlen zusätzlich die Einnahme von 0,5 bis 2 Milligramm Folsäure plus 1000 Mikrogramm Vitamin B12.

Bleiben Antidepressiva unwirksam, kann mit 400 Milligramm SAM (2 Wochen) und anschließend 800 Milligramm (4 Wochen) bei der Hälfte der Patienten eine Besserung erreicht werden. SAM (z. B. 800 Milligramm

SAM pro Tag, 6 Wochen) kombiniert mit Antidepressiva (z. B. SSRI) ist in der Regel besser wirksam als das Antidepressivum allein.

- **Unter den Bezeichnungen »SAMe, SAM-E, SAM-e« (z. B. 30 Tabletten à 400 Milligramm SAM für ca. 50 Euro) ist diese natürliche Substanz als Nahrungsergänzungsmittel erhältlich.**

Tryptophan

Tryptophan (L-Tryptophan) zählt zu den essenziellen Aminosäuren, die der menschliche Körper nicht selbst produziert und mit der Nahrung zugeführt werden müssen. Die Wirkung von L-Tryptophan wird als stimmungsaufhellend, beruhigend und gewichtsreduzierend beschrieben. Die antidepressive Wirkung von L-Tryptophan beruht vermutlich darauf, dass es im Körper zu Serotonin verstoffwechselt wird. Erhöhte Serotoninspiegel können Depressionen lindern. L-Tryptophan ist ein echtes natürliches Antidepressivum und ein sehr gut verträglicher Stimmungsstabilisierer.

1989 geriet L-Tryptophan in Verruf und blieb in den USA bis 1996 verboten, da vermutlich gentechnisch bedingte Verunreinigung bei einem japanischen Hersteller zu schweren, teilweise tödlichen Nebenwirkungen geführt hatte.

L-Tryptophan gilt jedoch nach wie vor als sehr sichere Substanz, die kaum überdosiert werden kann. Zur antidepressiven Therapie ist L-Tryptophan in Deutschland nicht zugelassen. Tabletten mit 500 Milligramm L-Tryptophan sind aber rezeptfrei erhältlich (in Österreich und der Schweiz rezeptpflichtig). Schwangere, Stillende sowie Kinder und Jugendliche sollten auf L-Tryptophan verzichten. Wenn Sie L-Tryptophan einsetzen, sollten Sie mindestens einmal pro Woche eine Einnahmepause einlegen.

- **L-Tryptophan zur Nahrungsergänzung ist via Internet erhältlich.**

Tyrosin

Tyrosin (L-Tyrosin) zählt zu den nichtessenziellen Aminosäuren. Tyrosin wird aus der essenziellen Aminosäure Phenylalanin hergestellt und ist ein Basisstoff für die Produktion von Neurotransmittern und Hormonen (DOPA,

Naturstoffe wie Aminosäuren können die Versorgung mit Neurotransmittern verbessern.

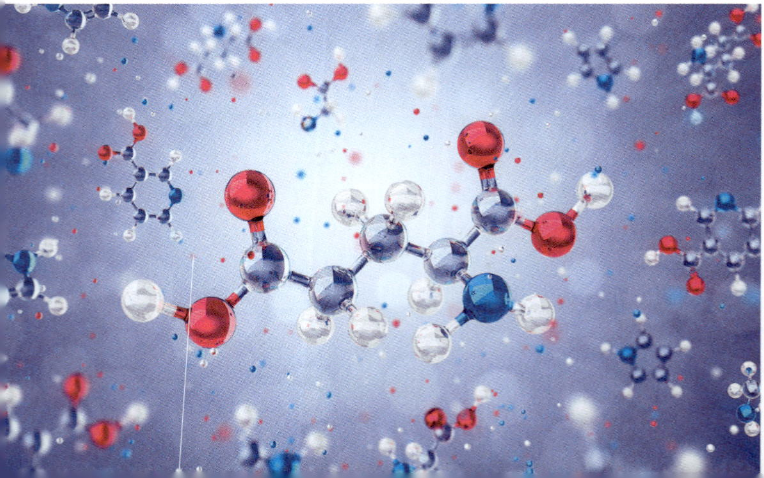

Dopamin, Noradrenalin, Kortison, Melanin, Thyroxin). Studiendaten zufolge ist die Wirkung von Tyrosin auf die Stimmungslage nur gering ausgeprägt.

- **L-Tyrosin zur Nahrungsergänzung ist via Internet erhältlich.**

Phenylalanin

Phenylalanin (L-Phenylalanin) zählt zu den essenziellen Aminosäuren, die der menschliche Körper nicht selbst produziert und die mit der Nahrung zugeführt werden müssen. L-Phenylalanin ist unter anderem an der Synthese von Adrenalin, Noradrenalin, L-Dopa und Melanin beteiligt. Phenylalanin gehört zu den unterschätzten natürlichen Antidepressiva.

L-Phenylalanin: Die Aminosäure ist besonders reichlich in folgenden Nahrungsmitteln enthalten: roher Lachs, Hühnereier, Kuhmilch, Kürbiskerne, ungeschälter Reis, Vollkornmehl (Weizen, Mais), Walnüsse, getrocknete Sojabohnen.

- **L-Phenylalanin zur Nahrungsergänzung ist via Internet erhältlich.**

DLPA = D- + L-Phenylalanin: Dieses Gemisch hat schmerzstillende und stimmungsaufhellende Wirkungen. Gut verträgliches DLPA kann auch bei depressiver Verstimmung erfolgreich eingesetzt werden.

- **DLPA zur Nahrungsergänzung ist via Internet erhältlich.**

Cholin

Cholin ist ein wasserlöslicher Nährstoff mit vitaminähnlichen Eigenschaften. Cholin hat für die normale Funktion aller Zellen sowie insbesondere für die Gesundheit des Nervensystems außerordentlich große Bedeutung. Für die Produktion des Neurotransmitters Acetylcholin ist Cholin erforderlich. Cholin kann in der Leber produziert werden oder wird mit der Nahrung (Eier) aufgenommen.

Cholin interagiert mit Folsäure, wenn intrazellulär Homocystein wieder zu Methionin recycelt werden soll. Am Homocystein-Methionin-Zyklus sind die Vitamine B_6, B_9 und B_{12} beteiligt – der wichtigste Vorgang für die ungestörte Produktion von Neurotransmittern (Serotonin, Noradrenalin u. a.) und für Nervenscheiden (Myelinisierung). Cholinmangel begünstigt vor allem einen Mangel an SAM und gefährlich hohe Homocysteinspiegel im Blut. Vor allem in der Schwangerschaft und während der Stillzeit besteht ein hoher Cholinbedarf, damit sich das Nervensystem des Babys gesund entwickeln kann.

Bislang hat sich die Nahrungsergänzung mit Cholin gegen Reifestörungen des Gehirns, bei traumatischen Hirnverletzungen, Epilepsie und Schizophrenie in Studien nachweisen lassen. Auch stimmungsstabilisierende antidepressive Wirkungen von Cholin wurden beobachtet.

▸ **Cholin zur Nahrungsergänzung ist via Internet erhältlich.**

Vitamine

Vitamine sind lebenswichtige Vitalstoffe. Eine stabile Gesundheit und ein ausgeglichenes Gemüt sind nur möglich, wenn der Körper ausreichend mit diesen Stoffen versorgt ist. Vitaminmangelzustände sind vielfach die erste Ursache von Stimmungsstörungen. Die wichtigsten, mit Depression verbundenen Mangelzustände sind Vitamin-D- und Vitamin-B12-Mangel.

Vitamin B1

Im Volksmund wird *Thiamin*, ein wasserlösliches Vitamin aus dem B-Komplex, auch als »Stimmungsvitamin« bezeichnet. Es ist insbesondere für die Energiegewinnung und das Nervensystem unentbehrlich. Wie viele andere Vitamine fungiert Thiamin in jeder Körperzelle als Coenzym zur Beschleunigung von Stoffwechselreaktionen (Eiweiß, Fett, Kohlenhydrate) und ermöglicht die effiziente Energiegewinnung aus Zucker (Glucose) mit Sauerstoffbeteiligung. Zudem beeinflusst Thiamin Neurotransmitter.

Vitamin B1 findet sich reichlich in Weizenkeimen, Vollkorngetreide (nicht erhitzt), frischen Sonnenblumenkernen und gepresster Backhefe sowie in Fleisch, Fisch und Hülsenfrüchten. Es ist hitzeempfindlich und wird beim Kochen zerstört. Als Thiaminkiller gelten Softdrinks, Kaffee und Tee sowie insbesondere Alkohol und Arzneimittel (Antibiotika, Antibabypille, Antidepressiva).

Im Körper werden etwa 25 bis 30 Milligramm Vitamin B_1 gespeichert. Zwei bis drei Wochen Thiaminmangel reichen aus, um diese Speicher komplett zu entleeren. Der Thiaminbedarf von gesunden Erwachsenen wird mit etwa 1,2 Milligramm pro Tag angegeben.
Die Liste der B_1-Mangelsymptome ist lang und wird von Reizbarkeit und Depression, Müdigkeit und Kopfschmerzen angeführt.
Studien aus den 1980er-Jahren haben gezeigt, dass Patienten mit Burn-out-artigen Mangelsymptomen (inklusive Depression) von einer Vitamin-B_1-Supplementierung profitierten. Bei jungen Frauen ohne Thiaminmangel war Vitamin B_1 nahrungsergänzend stimmungsaufhellend und vitalisierend wirksam. Die orthomolekulare Medizin

Vollkorngetreide und Hülsenfrüchte liefern reichlich Vitamin B_1.

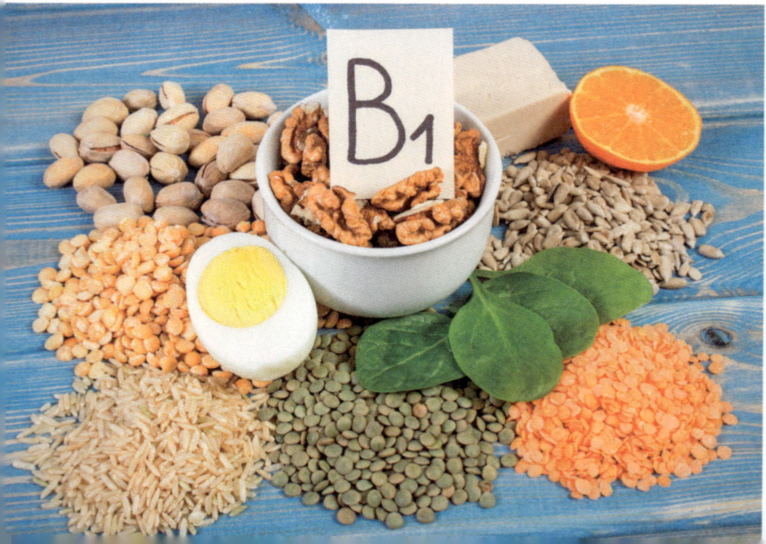

empfiehlt mitunter B_1-Megadosierungen, um depressive Verstimmungen zu bekämpfen. Pro Tag können 100 bis 6000 Milligramm Thiamin verabreicht werden.
Wasserlösliches Vitamin B_1 ist prinzipiell ungiftig und wird über die Nieren rasch ausgeschieden. Bei Dosierung über 7000 Milligramm können unerwünschte Wirkungen vorkommen (Kopfschmerzen, Schwindel, Schlafstörungen).
Insgesamt überwiegen die positiven Wirkungen der Vitamin-B_1-Hochdosisanwendung: mehr Vitalität, erholsamer Schlaf, besseres Wohlbefinden, mehr Aktivität und verbessertes Denkvermögen. Ein echter Stimmungsmacher.

- **Vitamin B_1 ist kostengünstig und via Internet verfügbar.**

Vitamin B_3

Orthomolekulare Psychiater sind davon überzeugt, dass die antidepressive Wirksamkeit von Vitamin B_3 unterschätzt wird. Wasserlösliches Vitamin B_3 liegt in zwei Formen vor: als *Niacin* (oder Nikotinsäure) und als *Niacinamid*. In geringem Umfang produziert der menschliche Organismus Niacinamid aus der Aminosäure Tryptophan, das auch in tierischen Nahrungsmitteln vorkommt. Darüber hinaus kann Niacin wiederum in Niacinamid umgewandelt werden.
Niacin ist als Coenzym an mehr als 200 enzymatischen Reaktionen beteiligt und unterstützt die Hautfunktion,

die Verdauung, das Nervensystem, den Fettstoffwechsel und den Blutkreislauf. Niacin regelt den Feuchtigkeitsgehalt der Haut und fördert die Kollagenbildung. Es beeinflusst den Fettstoffwechsel insgesamt günstig (vor allem HDL-Cholesterin). Darüber hinaus wirkt Niacin blutgefäßerweiternd.

Niacin kommt in vielen Lebensmitteln vor, insbesondere in Fleisch und im Kaffee. Die Hälfte unseres Niacinbedarfs können wir durch Fleischverzehr decken. Auch Fisch enthält viel Niacin. In pflanzlichen Nahrungsmitteln gebundenes Niacin ist für den Körper schlechter verwertbar.

Der Niacinbedarf ist wie bei anderen B-Vitaminen vom individuellen Energieverbrauch abhängig. Wer Hochleistungssport betreibt oder Schwerstarbeit leistet, benötigt mehr und wer eine Diät macht, weniger Niacin. Im Durchschnitt werden 13 bis 15 Milligramm Niacin pro Tag empfohlen. Zur normalen Nahrungsergänzung werden bis zu 500 Milligramm Niacin pro Tag empfohlen.

Für die Stabilität des Nervensystems ist ein ausreichendes Niacinangebot sehr wichtig. Botenstoffe des Nervensystems sind unbedingt auf Niacin angewiesen. Fehlt Niacin, kommt es sehr rasch zu nervöser Unruhe, Depression, Schwächegefühl und Denkstörungen. Unter 500 bis 2500 Milligramm Niacin pro Tag (Hochdosisanwendung) können sich depressive Verstimmungen innerhalb von drei bis fünf Tagen bessern. Orthomolekulare Psychiater erwähnen zudem die synergistische Effizienz von Vitamin B_3 plus Tryptophan (siehe Seite 37) – vor allem bei Alkoholikern, Patienten mit posttraumatischen Belastungsstörungen und über 65-Jährigen sowie bei Patienten, die übliche Antidepressiva nicht vertragen.

- **Vitamin B_3 ist kostengünstig und via Internet verfügbar.**

INFO

VITAMIN-B_3-HOCHDOSISANWENDUNG

- Anwendungen mit Dosierungen über 500 Milligramm pro Tag sollten nur unter ärztlicher Kontrolle durchgeführt werden.
- Für die Hochdosisanwendung werden 3000 bis 6000 Milligramm pro Tag eingesetzt.
- Die Hochdosisanwendung kann Nebenwirkungen verursachen, etwa Kribbeln und Reizungen der Haut, Müdigkeit, Krämpfe, Durchfall oder Herzrhythmusstörungen. Dosierungen bis 3000 Milligramm pro Tag sollen gut verträglich sein.
- Kontraindikationen: Magengeschwür, Bluthochdruck, Diabetes, Leber-Gallenblasen-Erkrankungen, Gicht, Porphyrie.
- Um Leberschäden zu vermeiden, sollten die Leberwerte alle sechs Monate kontrolliert werden.

Vitamin B_6

Das wasserlösliche Vitamin B_6 *(Pyridoxin)* sorgt mehr als jeder andere bekannte Nährstoff dafür, dass wir uns rundum gesund und vor allem gut gestimmt fühlen. Vitamin B_6 kommt in fast allen tierischen und pflanzlichen Nahrungsmitteln vor. Mehr als 180 Stoffwechselreaktionen sind auf das Coenzym Vitamin B_6 angewiesen. Es ist an der Blutbildung beteiligt, verbessert die Verdauung und die Abwehr, unterstützt Wachstumsvorgänge, wirkt vorbeugend gegen Arteriosklerose und Herzinfarkt, schützt vor vorzeitigem Altersabbau, hält den Körper in Schwung und ist ein wahres Nerventonikum, speziell für Frauen. Eine echte Stimmungskanone.
Besonders wichtig ist Vitamin B_6 für die Bildung von Botenstoffen im Gehirn. Dazu gehört Serotonin, das Glücksempfindungen vermittelt und die Gefühlslage wesentlich beeinflusst. Auch Dopamin und Noradrenalin sind solche Botenstoffe, für deren Bildung Vitamin B_6 zur Verfügung stehen muss. In der Medizin wird diese Eigenschaft von Vitamin B_6 häufig zur natürlichen Behandlung psychischer Symptome inklusive Depression genutzt. Ein Mangel an Vitamin B_6, B_9 und B_{12} erhöht das Risiko für Demenz, kognitive Störungen und psychiatrische Erkrankungen wie Depression oder Autismus. Die Kombination von B-Vitaminmangel und hohen Homocysteinwerten steht vor allem bei älteren Menschen im Verdacht, diese Erkrankungen mitzuverursachen. Rauchen, Kaffee und Arzneimittel (Blutdrucksenker,

Antibiotika, Antidepressiva, Antibabypille) begünstigen einen B_6-Mangel. Homocystein ist ein Produkt des B_{12}-Stoffwechsels in allen Körperzellen – außerhalb von Körperzellen (bei Vitaminmangel) kann Homocystein großen Schaden anrichten.

Etwa jeder zehnte Depressive hat einen niedrigen B_6-Spiegel im Blut. Eine B_6-Hochdosisanwendung zusammen mit Zink (siehe Seite 71) oder Tryptophan (siehe Seite 37) kann Depression und Angst bei Betroffenen innerhalb weniger Wochen bessern. Auch Frauen mit prämenstruellem Syndrom (inklusive Depression) profitieren von Vitamin B_6.

Die empfohlene Aufnahme von Vitamin B_6 wird in Europa mit 1,4 Milligramm pro Tag angegeben. Zur Anwendung werden 50 bis 100 Milligramm Pyridoxin oder 10 bis 120 Milligramm Pyridoxalphosphat täglich empfohlen.

- **Vitamin B_6 ist kostengünstig und via Internet verfügbar.**

Vitamin B_6 ist in fast allen Nahrungsmitteln enthalten, in Gemüse/Obst bevorzugt als Pyridoxin.

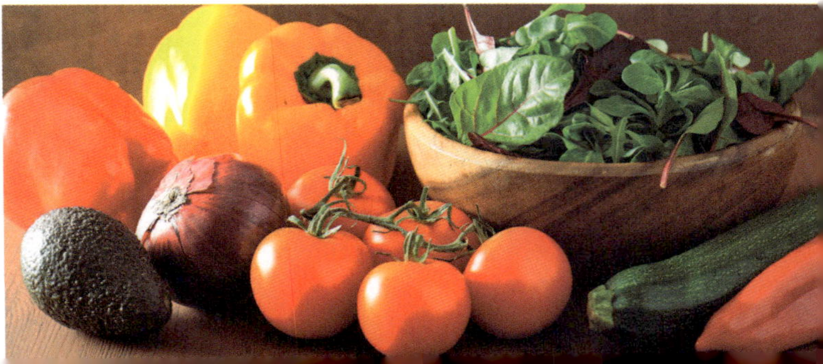

Vitamin B_9

Das wasserlösliche Vitamin B_9 *(Folsäure)* ist reichlich in grünem Gemüse, Obst und Salat enthalten – je frischer und knackiger die Nahrungsmittel sind, desto mehr Folsäure enthalten sie. Folsäure ist am Energiestoffwechsel beteiligt, wird für die Produktion roter Blutkörperchen benötigt, stärkt das Immunsystem durch Unterstützung der Abwehrfunktion der weißen Blutkörperchen, schützt vor Blutarmut und nervösen Störungen sowie vor Missbildungen ungeborener Kinder. Darüber hinaus ist Folsäure als Coenzym für die Produktion der Gene, für die Eiweißproduktion, die Zellteilung, Zellvermehrung und das Gewebewachstum von größter Bedeutung – ein wahres Elixier des Lebens.

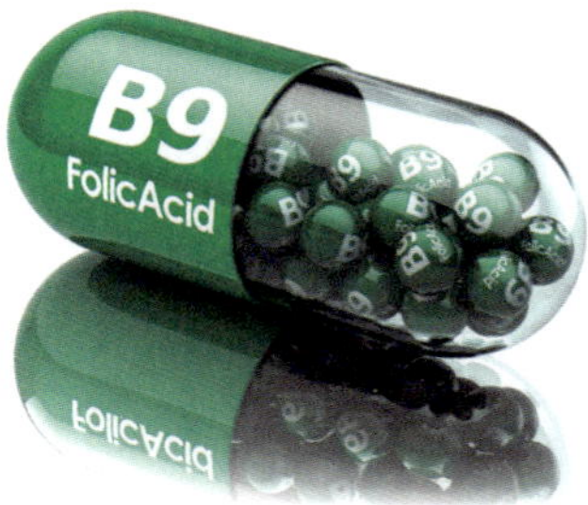

Durchschnittlich nehmen wir tatsächlich nur die Hälfte bis ein Drittel der empfohlenen Menge an Folsäure auf – 200 Mikrogramm Folsäure gelten als Tagesbedarf. Wie kommt das? Einerseits ernähren wir uns vielleicht falsch oder unausgewogen, andererseits kommt Folsäure in der Nahrung zwar häufig vor, kann aber leicht durch Hitze oder Lagerung zerstört werden. Fachgesellschaften empfehlen die tägliche Aufnahme von 300 bis 400 Mikrogramm Folsäure (in der Schwangerschaft: 600 Mikrogramm).

Fest steht, dass Frauen mehr noch als Männer zu wenig Folsäure aufnehmen. Und der Bedarf an Folsäure verdoppelt sich, wenn die Frau schwanger wird! Es ist derzeit unbestritten, dass die ausreichende Folsäure-Versorgung der werdenden Mutter das Missbildungsrisiko von Ungeborenen senkt. Man hat herausgefunden, dass Folsäure für die Entwicklung des Nervensystems eine große Rolle spielt.

Folsäure ist außerdem an der Produktion des natürlichen Antidepressivums S-Adenosylmethionin (SAM) (siehe Seite 35 ff.) beteiligt. Die Vitamine B_6, B_9 und B_{12} sind für die Produktion der wichtigsten Neurotransmitter erforderlich.

Bei bis zu 40 Prozent der depressiven Patienten sind abnorm niedrige B_9-Spiegel nachweisbar – je niedriger der Folsäurespiegel, desto schwerer ist die depressive Symptomatik. Andererseits profitieren Patienten stärker von Antidepressiva, wenn ausreichend Folsäure vorhanden ist. Oftmals verursacht schwerer Folsäuremangel hartnäckige Schwächezustände und Depressivität. Hoch dosierte Folsäure kann vergleichbar wirksam sein wie ein trizyklisches Antidepressivum!

Von den drei wichtigsten B-Vitaminen kommt Folsäure bei Depression die größte Bedeutung zu.

Bei depressiven Patienten mit Folsäuremangel sind übliche Antidepressiva weniger gut oder überhaupt nicht wirksam! Erhöhte Homocysteinspiegel lassen zudem das Risiko für eine Depression ansteigen. Die Absenkung des Homocysteinspiegels um 0,19 mg/l verringert das Depressionsrisiko um 20 Prozent. B-Vitamin-Supplementierung senkt den Homocysteinspiegel gleichfalls um 20 Prozent.

- **Folsäure ist relativ preiswert und via Internet erhältlich.**

FOLSÄURE

INFO

- Tagesdosierungen von mehr als 400 Mikrogramm Folsäure sollten nicht ohne ärztlichen Rat über längere Zeit eingenommen werden.
- Ein hoher Folsäurespiegel kann einen vorliegenden Vitamin-B_{12}-Mangel verschleiern.
- Ältere Menschen und Vegetarier sollten für eine ausreichende Vitamin-B_{12}-Zufuhr sorgen, bevor sie ergänzend Folsäurepräparate anwenden.
- Aufgrund der engen Verknüpfung der Vitamine B_6, B_9 und B_{12} im Zellstoffwechsel ist die kombinierte Einnahme dieser Vitamine empfehlenswert.

Vitamin B_{12}

Vitamin-B_{12}-Mangel ist weitverbreitet, bleibt meist jahrelang unentdeckt und verursacht unter anderem Erschöpfungs- und Burn-out-Zustände. Vitamin B_{12} *(Cobalamin)* hat zentrale Bedeutung für wichtige Funktionen des Nervensystems (Myelinscheiden, Neurotransmitter). Psychosymptome wie Depression sind bei B_{12}-Mangel nicht ungewöhnlich.

Vitamin B_{12} ist ein wasserlösliches Vitamin und ein lebenswichtiger Nährstoff, der nur von Mikroorganismen (Bakterien) produziert werden kann. Viele Tiere, insbesondere Wiederkäuer, haben diese Mikroben integriert, um ihre B_{12}-Versorgung zu sichern. Der Mensch ist hingegen auf die B_{12}-Zufuhr durch Nahrungsmittel tierischen Ursprungs angewiesen: Leber, Fleisch, Milch, Käse und Eier. Schon winzige Mengen an Vitamin B_{12} entscheiden über Gesundheit oder Krankheit.

Erkenntnisse der letzten Jahrzehnte weisen immer deutlicher darauf hin, dass B-Vitaminmangel, insbesondere B_{12}- und Folsäuremangel, ein bedeutender Risikofaktor für die Gesundheit von Herz (Arteriosklerose) und Hirn (Demenz) ist. B_{12}-Mangel lässt sich leicht erkennen und problemlos beseitigen – wenn man danach sucht.

Ein gesunder Erwachsener braucht etwa 3 Mikrogramm Vitamin B_{12} pro Tag. Bei Menschen, die an perniziöser Anämie (B_{12}-Aufnahmestörung) leiden, muss Vitamin B_{12} lebenslang zugeführt werden. Gespeichertes Vitamin B_{12} kann die Vitamin-B_{12}-Versorgung eines Erwachsenen

mehrere Jahre lang sichern und gelegentliche Mangelzustände ausgleichen. Vegetarier sind für B_{12}-Mangel besonders anfällig.
Bekannte Ursachen von B_{12}-Mangel sind die zu geringe Zufuhr von Vitamin B_{12} mit der Nahrung, Aufnahmestörungen und Autoimmunerkrankungen. Oftmals mangelt es auch an allen drei wichtigen Vitaminen (B_6, B_9, B_{12}).

INFO

B_{12}-MANGEL ERKENNEN

Da Vitamin-B_{12}-Mangel oft jahrelang unerkannt bleibt, empfiehlt sich die frühzeitige Bestimmung des B_{12}-Status, um Herz-Kreislauf-Erkrankungen und Demenz vorzubeugen. Hinter anhaltenden Schwächezuständen mit depressiver Verstimmung steckt nicht selten ein B_{12}-Mangel, der leicht zu behandeln ist.
Die Bestimmung folgender Laborwerte wird empfohlen (der B_{12}-Serumwert ist unzuverlässig):

- Holotranscobalamin (Holo-TC) im Serum: 35–171 pmol/l (Selbsttest via Internet verfügbar, siehe Seite 154)
- Methylmalonsäure (MMA) im Urin: ≤ 3,8 µg MMA/mg Kreatinin (Selbsttest via Internet verfügbar, siehe Seite 154)
- Homocystein im Nüchternplasma/-serum: < 10 µmol/l

Ein besonderes Kennzeichen des B12-Mangels ist die Tatsache, dass er Monate und Jahre unbemerkt bleiben kann – ohne irgendwelche Beschwerden (subklinisch).
Die Verfügbarkeit der Neurotransmitter Noradrenalin, Dopamin und Serotonin ist eng mit zwei Stoffen des B-Vitaminkomplexes verbunden: S-Adenosylmethionin (SAM) (siehe Seite 35 ff.) und Folsäure (siehe Seite 48 ff.).
Fast jeder zweite Patient mit Depression hat erhöhte Homocysteinspiegel, was ein verlässlicher Hinweis auf Folsäuremangel in den Zellen, im Blut und in der Rückenmarksflüssigkeit (Liquor) ist.
Die Absenkung des Homocysteinspiegels um 0,19 mg/l verringert das Risiko um 20 Prozent. B-Vitamin-Supplementierung senkt den Homocysteinspiegel gleichfalls um 20 Prozent. Vitamin B12-/B6-Mangel bei Über-65-jährigen erhöht die Wahrscheinlichkeit, eine Depression zu bekommen (3503 Studienteilnehmer waren 35 Jahre lang beobachtet worden).
Die Supplementierung mit Vitamin B6/B9/B12 schützt vor Depression. Die langfristige Anwendung (Monate, Jahre) dieser B-Vitamine verringert das Rückfallrisiko von depressiven Patienten, die mit Antidepressiva behandelt werden. Die Anfälligkeit für Stimmungsstörungen halbiert sich bei depressionsgefährdeten Menschen, wenn B-Vitamine konsequent eingenommen werden.
Wer für depressive Verstimmungen anfällig ist, profitiert mit B12- oder B-Vitamin-Supplementierung nicht nur von antidepressiven Effekten, sondern auch von einer Absen-

kung des Homocysteinspiegels – was Herz-Kreislauf-Erkrankungen und Demenz vorbeugt.
Zum Schutz vor Depression wird die kombinierte Supplementierung mit Folsäure (1,0 bis 2,5 Milligramm pro Tag), Vitamin B_{12} (500 bis 1000 Mikrogramm pro Tag) und Vitamin B_6 (20 bis 50 Milligramm pro Tag) empfohlen.

- **Vitamin B_{12} ist sehr preiswert, ungiftig, auch in hoher Dosierung sehr gut verträglich und via Internet erhältlich.**

Vitamin C

Die überragende Bedeutung von Vitamin C *(Ascorbinsäure)* für die Gesundheit ist unumstritten und wissenschaftlich nachgewiesen. Wasserlösliches Vitamin C gilt als potentes Anti-Aging-Vitamin und stärkt das Nerven- und Immunsystem, den Fettstoffwechsel, die Hormon- und Enzymaktivierung, die Kollagenbildung im Bindegewebe und die Verdauung. Wir können Vitamin C nicht selbst produzieren und sind somit auf die Vitamin-C-Zufuhr über die Nahrung angewiesen.
Antioxidatives Vitamin C fängt Sauerstoffradikale ab, schützt vor Eiweißverzuckerung in den Blutgefäßen (Glykierung bei Diabetes mellitus), übermäßiger Blutfettbildung und neutralisiert Umweltgifte und Schadstoffe in Lebensmitteln. Vitamin C aktiviert zahlreiche Hormone und regt insbesondere die Bildung von Nebennieren-Hormonen zur Stressbewältigung an. Darüber hinaus

beeinflusst Vitamin C auch Hormone des zentralen Nervensystems. Es wird zur Produktion von Botenstoffen des Nervensystems benötigt, stärkt die Nervenfunktion und ist zur Bildung von männlichen Samenzellen erforderlich. Vitamin C findet sich überwiegend in frischem Obst und Gemüse in größerer Menge. Da es durch Hitze zerstört wird, ist bei Lebensmitteln, die durch Wärmeanwendung haltbar gemacht oder ungekühlt länger gelagert wurden, mit Vitaminverlust zu rechnen.
Wer häufig unter Schnupfen und grippalen Infekten, Müdigkeit, Schmerzen und Gelenkbeschwerden oder Schleimhautentzündung im Mund und am Zahnfleisch leidet, hat möglicherweise zu wenig Vitamin C im Körper, das belastungsabhängig verbraucht wird. Aus diesem Grund muss Vitamin C ständig in ausreichender Menge zugeführt werden: Je mehr Stress und Belastung, desto

Vitamin C, vor allem hoch dosiert, ist eine potente Allzweckwaffe bei akuten Krankheitszuständen.

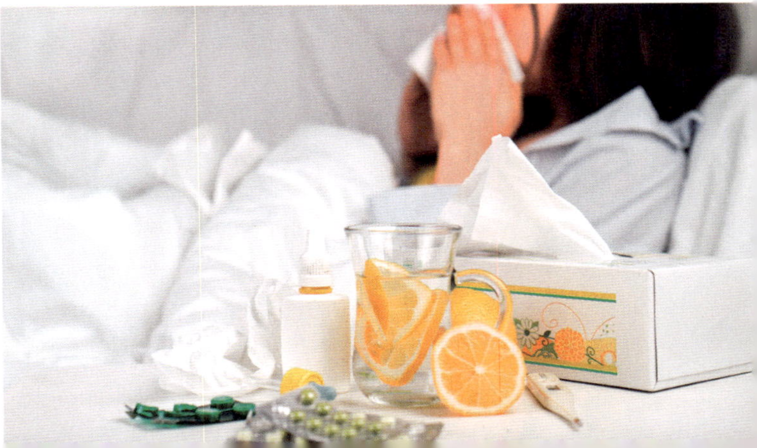

mehr Vitamin C braucht der Körper. Höhere Leistungsanforderungen in Beruf und Privatleben, psychischer Stress und Termindruck führen dazu, dass es zum Vitamin-C-Defizit kommt.
Da jede Erkrankung, jedes Trauma und jede Form von höchster Stressbelastung depressive Verstimmung »im Schlepptau« haben kann, gilt hoch dosiertes Vitamin C (im Grammbereich: z. B. liposomal verkapseltes Vitamin C 10 000 bis 30 000 Milligramm oral) sowohl als universaler Stimmungsstabilisierer als auch als Universalheilmittel im Krankheitsfall. Vitamin C ist die sicherste Substanz der Welt.

- **Via Internet ist liposomal verkapseltes Vitamin C verfügbar. Man kann es auch selbst herstellen (siehe Lektüre, S. 155).**

Vitamin D

Einer der wichtigsten Gründe für anhaltende Abgeschlagenheit, Burn-out und Depression ist Vitamin-D-Mangel. Ein Großteil der Bevölkerung hierzulande ist davon betroffen – und Ärzte erklären sich häufig für nicht zuständig beziehungsweise haben Vitamine selten »auf dem Schirm«.
Vitamin D gehört zusammen mit den Vitaminen A, E und K zu den fettlöslichen Vitaminen. Der Vitamin-D-Stoffwechsel ist eine komplizierte Sache. In mehreren Schritten erzeugt die Körperchemie aus einem Basisfettstoff (Cholesterin) ein vielfältig wirksames Hormon,

INFO

VITAMIN-D-STATUS

25(OH)D-Wert	Bewertung
< 20 ng/ml (< 50 nmol/l)	absoluter Mangel
21–29 ng/ml (52–72 nmol/l)	relativer Mangel
30–100 ng/ml (80–250 nmol/l)	Normalwertbereich
40–60 ng/ml (100–150 nmol/l)	optimale Versorgung
100–150 ng/ml (250–325 nmol/l)	übermäßige Versorgung

das fast von jeder Zelle benötigt wird, um Zellfunktionen an- oder abzuschalten. Vitamin D ist zwar auch in Pflanzen und Pilzen enthalten (Vitamin D_2/Ergocalciferol), wird aber für den benötigten Bedarf zu 95 Prozent durch Einwirkung von UV-B-Strahlung aus dem Sonnenlicht in der Haut gebildet (Vitamin D_3/Cholecalciferol).
Aktuellen Erkenntnissen zufolge ist Vitamin D ein hoch potenter Immunverstärker. Ein gesundes und starkes Immunsystem ohne ausreichend Vitamin D im Blut ist nicht denkbar.
Vitamin-D-Mangel ist weitverbreitet. Mindestens zwei Drittel der deutschen Bevölkerung sind mit Vitamin D unterversorgt. Vitamin D ist ein Vitalstoff, ein Hormon und ein Nahrungsergänzungsmittel. Es kann auch als Heilmittel benutzt werden. Mehrere Tausend Studien

haben sich bislang mit Vitamin D beschäftigt. In den letzten 50 Jahren wurden bahnbrechende Erkenntnisse über die Bedeutung von Vitamin D für die Gesundheit gewonnen. Dazu gehört vor allem die Entdeckung, dass nicht nur in der Niere, sondern in fast allen Körpergeweben Vitamin D produziert werden kann. Die wichtigsten Wirkungen betreffen den Knochenstoffwechsel, die Licht-, Gen- und Immunaktivierung.

Die Symptome des Vitamin-D-Mangels sind unspezifisch: allgemeines Schwächegefühl, Müdigkeit, Antriebsschwäche, Konzentrationsstörungen, Kopf- und Rückenschmerzen, Herzklopfen, Schwindel, Kreislaufschwäche, Gelenkprobleme, Burn-out. Defizite an Calcium und Vitamin D verursachen Schlafstörungen, Müdigkeit, Abgeschlagenheit und innere Unruhe – bis hin zu Stimmungsstörungen und Depressivität. Bei solchen Beschwerden sollten Sie Ihren Vitamin-D-Status bestimmen lassen. Der zugehörige Laborwert heißt 25(OH)D. Ein Vitamin-D-Selbsttest ist via Internet verfügbar (siehe Seite 154).

Sonne macht Laune. Das sprichwörtlich sonnige Gemüt hat damit zu tun, dass die Kraft des Sonnenlichts irgendwie in allen unseren Körperzellen aktiv ist. Wenn die Sonne scheint, gelangt Licht über das Auge ins Gehirn und sorgt dafür, dass das Gute-Laune-Hormon Serotonin ausgeschüttet wird. Im Winter fällt die Vitamin-D-Produktion durch UV-B-Strahlung der Sonne aus, und Mangel droht. Wenn man in Städten sowie in geschlossenen

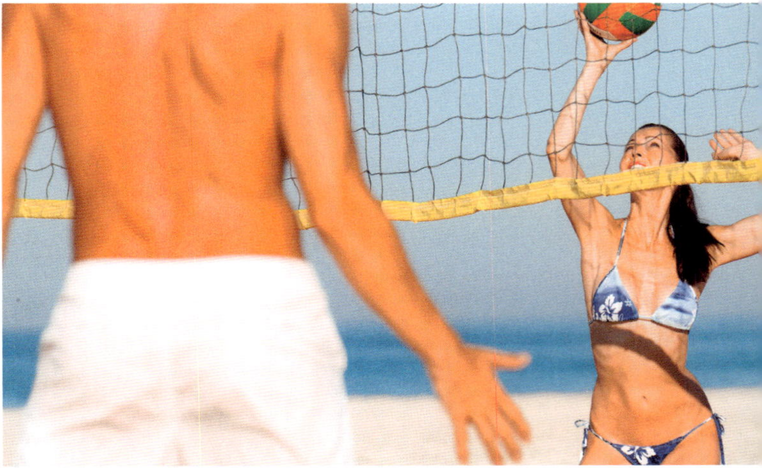

Ein optimaler Vitamin-D-Spiegel im Blut schützt vor depressiver Verstimmung.

Räumen lebt, permanent Sonnenschutz auf der Haut hat und die Nacht zum Tag macht, kommt es höchstwahrscheinlich zum Vitamin-D-Mangel.

Über die Wirkung von Vitamin D beziehungsweise den Zusammenhang von Vitamin D und depressiver Stimmung ist relativ wenig bekannt. Der Vitamin-D-Status von depressiven Patienten ist aber häufig bedenklich. Niedrige Vitamin-D-Spiegel sind offensichtlich eine Begleiterscheinung der Depression. In zahlreichen Studien war nachweisbar, dass ein schlechter Vitamin-D-Status für Depression anfällig macht und die Zufuhr von Vitamin D_3 depressive Verstimmung bessern oder beseitigen kann. Wird der Mangel beseitigt, kann man mit einer signifikanten Besserung der Stimmung rechnen.

Vitamin-D-Mangel lässt sich kostengünstig mit D_3-Tropfen/-Tabletten beseitigen. Man führt bei entleerten Speichern zunächst etwa vier Wochen 10 000 bis 20 000 IE pro Tag zu. Anschließend werden 2000 bis 6000 IE Vitamin D_3 täglich empfohlen. Ich rate zur ganzjährigen Supplementierung (und zu einem 25(OH)D-Wert von mindestens 50 ng/ml im Blut).

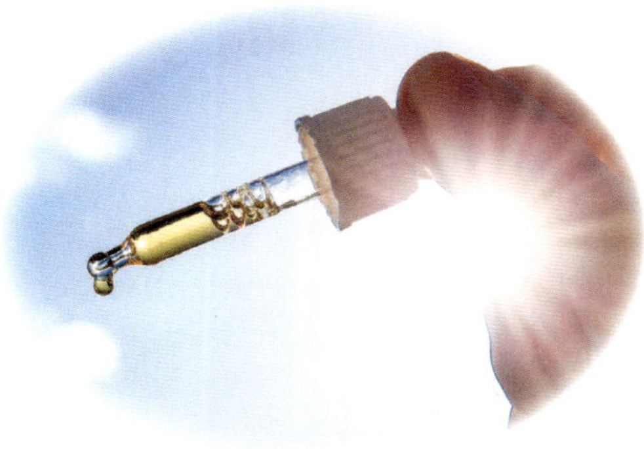

Dann profitieren Sie von starken Knochen, einer stabilen Psyche, einem sehr belastbaren Immunsystem und wirksamem Krebsschutz. Vitamin D_3 ist absolut ungiftig und sehr gut verträglich. Nebenwirkungen des körpereigenen Stoffs waren bei empfohlener Dosierung bislang nicht zu beobachten.

- **Vitamin D ist preiswert, ungiftig, auch hoch dosiert gut verträglich und via Internet verfügbar.**

Mineralstoffe

Wie bei Vitaminen muss auch bei Mineralstoffen mit Gesundheits- und Stimmungsstörungen gerechnet werden, wenn ihre Balance verändert ist. Am häufigsten kommt es bei Eisenmangel zu depressiven Verstimmungen.

Calcium

Calcium ist gleichermaßen für den Knochenstoffwechsel, für Nerven- und Muskelfunktionen sowie für grundlegende zelluläre Funktionen von größter Bedeutung – beispielsweise den Ein- und Ausstrom von Calcium via Zellmembran. Hohe intrazelluläre Calciumkonzentrationen machen Muskelzellen kontraktionsfähig. Außerhalb der Zelle ist Calcium an der Blutgerinnung und Aufrechterhaltung der Zellmembranen (auch von Nervenzellen) beteiligt. Im Blut muss ständig eine Konzentration von 2,1 bis 2,6 mmol/l Calcium vorhanden sein.
Die Beziehung von Calcium zu depressiven Stimmungslagen ist zweischneidig: zu viel und zu wenig Calcium

TIPP

Calcium sollte niemals einzeln als Präparat oder über die Nahrung in großen Mengen aufgenommen werden, ohne dass auch Magnesium zugeführt wird – fragen Sie Ihren Arzt.

können zur Depression beitragen. Meist findet man bei Depressiven erhöhte Calciumspiegel. Bipolarpatienten haben sowohl in der Manie als auch bei Depression erhöhte Calciumwerte. Aus diesem Grund gelten Calciumantagonisten, die den Calciumeinstrom in Zellen hemmen, als Therapieoption – da die Zellmembran von Nervenzellen auch für die Entstehung von Stimmungsstörungen eine Rolle spielen kann.
Das antidepressive Potenzial von Calcium ist derzeit nicht zu beurteilen. Am besten versorgen Sie sich über eine ausgewogene Ernährung mit dem nötigen Calcium. Falls Sie überdurchschnittlich viel Calcium aufnehmen und Stimmungsstörungen bemerken, ist zur Einschränkung der Calciumaufnahme zu raten. In jedem Fall sollte Ihr Calcium-Status optimal sein.

▶ **Calcium ist kostengünstig via Internet verfügbar.**

Eisen

Eisen ist in Bezug auf anhaltende depressive Verstimmungen der Mineralstoff mit der größten Bedeutung. Es gibt hierzulande vermutlich unzählige Frauen (mit Regelblutung), die an hartnäckigen depressiven Zuständen leiden, ohne dass die verordneten Antidepressiva die erwartete Wirkung zeigen oder sich ihr Leiden merklich bessert. Dies liegt in erster Linie daran, dass die behandelnden Ärzte nicht an ein Eisenmangelsyndrom denken, das auch bei einem »normalen« Serumeisenwert vorliegen kann.

Eisen kommt bevorzugt in Fleisch, Getreideprodukten und verschiedenen Gemüsen vor. Eisen aus Fleisch wird am besten verwertet, etwa zu 15 Prozent. Aus pflanzlichen Nahrungsmitteln sind nur 4 bis 10 Prozent Eisen verwertbar. Die Tagesdosierungen betragen 15 Milligramm (Frauen) und 10 Milligramm (Männer) Eisen. Veganer/Vegetarier sind bekanntlich für Eisenmangel besonders anfällig.

Eisen erfüllt vielfältige Aufgaben: Es ist Bestandteil von roten Blutkörperchen (Hämoglobin) und Muskelfarbstoff, ist unentbehrlich für den Sauerstofftransport und den Abtransport von Kohlendioxid, nimmt am enzymatischen Energiestoffwechsel teil, ist antioxidativ gegen freie Radikale wirksam und für eine zuverlässige Abwehrfunktion von großer Bedeutung.

Wenn Eisen fehlt, kann das Blut nicht mehr die Menge Sauerstoff transportieren, die gebraucht wird. Viele

Eisen ist der Hauptbestandteil des Blutfarbstoffs Hämoglobin in Erythrozyten.

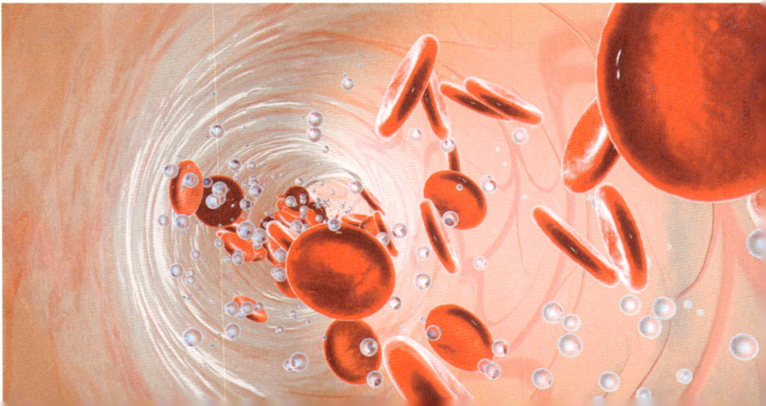

Gewebe und Organe sind dann mit Sauerstoff unterversorgt. Bei chronischem Eisenmangel sind deshalb Müdigkeit, Erschöpfung, Krankheitsanfälligkeit und Depression typische Symptome.
Männer verlieren etwa 0,5 Milligramm, Frauen aufgrund der monatlichen Blutung etwa 2 Milligramm Eisen pro Tag. Liegt ein echter Mangel an Eisen vor, wird im Stoffwechsel zunächst die Aufnahmequote von Eisen aus der Nahrung erhöht. Normalerweise werden nur etwa 5 bis 15 Prozent des Eisens in Nahrungsmitteln verwertet (bei Eisenmangel mehr als 80 Prozent).
Am bekanntesten ist Eisenmangel, der mit Blutarmut (Anämie) verbunden ist. Für die Medizin ist dieser Zustand relativ einfach zu erkennen: Müdigkeit und Erschöpfung in Verbindung mit zu wenig Hämoglobin. Eisenmangel teilt oft aus Sicht der Ärzteschaft das Schicksal des Vitamin-D-Mangels. Man interessiert sich wenig dafür und man weiß wenig darüber – und verordnet meist irgendwelche Mittel gegen die Beschwerden: Schlafmittel, Antidepressiva, Psychopharmaka, Schmerzmittel und dergleichen. Am Mangelzustand und dem Leiden der Betroffenen – in der Regel Frauen – ändert das nichts.
Zu den zehn Hauptsymptomen des Eisenmangels (mit oder ohne Anämie) zählen auch depressive Verstimmung, Konzentrations- und Schlafstörungen. Am besten, Sie lassen Ihren Eisenstatus bestimmen, wenn Sie längere Zeit von solchen Symptomen betroffen sind.

Liegen die Ferritin-Werte bei Frauen unter 50 ng/ml und treten gleichzeitig Beschwerden auf (Erschöpfung, Depression), ist ein behandlungsbedürftiger Eisenmangel sehr wahrscheinlich.

INFO

LABORDIAGNOSTIK EISENMANGEL

Diagnose	Ferritin	Transferrin-Sättigung	Hämoglobin
Normalwerte	**100 ± 50 ng/ml**	**35 ± 15 %**	**12–13 g/dl**
Eisenmangel	< 15–50 ng/ml	< 20 %	12–13 g/dl
Eisenmangel-anämie	< 10 ng/ml	< 10 %	< 12–13 g/dl
Anämie (Blutarmut)	–	–	< 13 g/dl (Männer) < 12 g/dl (Frauen) < 11 g/dl (Schwangere)

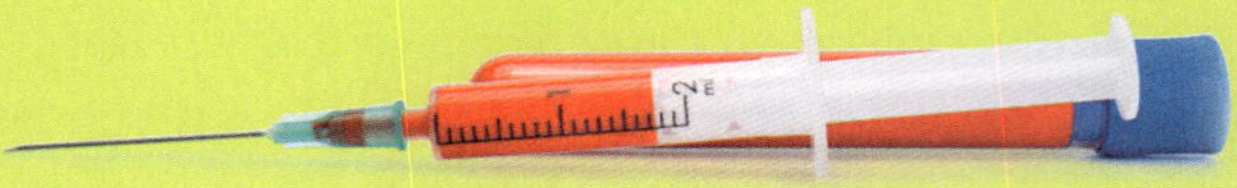

Hauptrisikogruppen für Eisenmangel sind Frauen mit Regelblutung, schwangere Frauen, Säuglinge, Schulkinder und Teenager, Blutspender, Leistungssportler, Vegetarier/Veganer, Senioren und Dialysepatienten. Wie andere Mangelzustände kann auch Eisenmangel psychische Symptome auslösen, lange bevor eine Blutarmut auffällt. Da Eisenmangel, Vitamin-D-Mangel oder eine Schilddrüsenunterfunktion weitverbreitet sind, könnten diese Mangelzustände die häufigsten organischen Ursachen depressiver Stimmungslagen sein. In vielen Fällen verschwinden psychische Störungen, wenn die fehlenden Biostoffe zugeführt werden und der Mangelzustand beendet wird. Betroffene Patienten erleben dies manchmal fast wie eine »Wunderheilung«, wenn sie wieder zu Lebensfreude, Tatkraft und der gewohnten Lebensqualität zurückfinden.

Etwa 10 Milligramm Eisen pro Tag für Männer, 15 Milligramm für Frauen im Menstruationsalter und Kinder, 30 Milligramm in der Schwangerschaft und 20 Milligramm in der Stillzeit werden täglich empfohlen – im wirklichen Leben sind solche Eisenmengen kaum zu erreichen.

Zur Behandlung von Eisenmangel und Auffüllung leerer Eisenspeicher stehen Eisentabletten und Eiseninfusionen zur Verfügung. Oftmals sind Eisentabletten nicht ausreichend wirksam oder schlecht verträglich. Der bessere Weg sind Eiseninfusionen, die von vielen Internisten und Eisenzentren in Deutschland durchgeführt werden. Eiseninfusionen gelten als wirksam, sicher und verträglich. Mittlerweile ist die (auch antidepressive) Wirksamkeit dieser Therapie bei Eisenmangelsyndrom bei Tausenden von Patienten und in zahlreichen Studien nachgewiesen.

- **Lassen Sie beim Arzt Ihren Eisenstatus kontrollieren, wenn Sie von Erschöpfung, Müdigkeit und Depression betroffen sind.**

Lithium

Lithium ist ein natürliches Element, das in Mineralquellen, im Meerwasser und in Erzen vorkommt. Wie das verwandte Natrium ist Lithium in der Natur nicht in reiner elementarer Form zu finden, sondern nur als Ion einer Salzverbindung. Als Grundstoff zur Herstellung von Keramik und Batterien wird Lithium industriell abgebaut. Zu Heilzwecken benutzt man in der Regel die Verbindung *Lithiumkarbonat*.

Die therapeutische Wirkung von Lithiumsalzen bei Stimmungsstörungen wurde während der 1940er-Jahre zufällig von dem australischen Arzt John Cade entdeckt. Als Elementarstoff wird Lithium im menschlichen Körper nicht verstoffwechselt. Wegen seiner Ähnlichkeit mit Natrium geht Lithium einen ähnlichen Weg durch den Körper: Es wird rasch vom Magen-Darm-System aufgenommen, gelangt ins Blut und wird über die Nieren wieder ausgeschieden.

Lithium ist ein hochwirksames Arzneimittel mit einem sehr niedrigen »therapeutischen Index« – das heißt, der Unterschied zwischen therapeutischen und toxischen (giftigen) Dosierungen ist äußerst gering. Aus diesem Grund muss der Lithiumgehalt im Blut stabil eingestellt sein und regelmäßig mit einem Bluttest kontrolliert werden. Um zuverlässige Messwerte zu bekommen, wird der Lithiumspiegel im Blut immer zwölf Stunden nach Einnahme der letzten Dosis bestimmt. Lithium kann zahlreiche Nebenwirkungen verursachen: Zittern,

Muskelstarre, Übelkeit, Erbrechen und Herzrhythmusstörungen. Lithium ist ein etablierter hochwirksamer Stimmungsstabilisierer bei bipolaren Störungen.

- **Eine Lithium-Therapie kann nur von erfahrenen Ärzten/Psychiatern durchgeführt werden.**

Magnesium

Mehr als 300 verschiedene Enzyme benötigen Magnesium, damit lebenswichtige Stoffwechselreaktionen ablaufen können. Fast überall im menschlichen Organismus ist Magnesium aktiv. Es wird hauptsächlich in Zellen von Knochen- und Weichteilgewebe gespeichert. Wir verfügen insgesamt nur über etwa 20 bis 30 Gramm dieses Mineralstoffs. Magnesium ist auch für den Energie- und Fettstoffwechsel von Bedeutung und dämpft nervöse Muskelaktivität. Herz und Kreislauf profitieren zudem von einer verbesserten Energie- und Sauerstoffausnutzung durch Magnesium.

Sportler sollten auf eine gute Magnesiumversorgung achten.

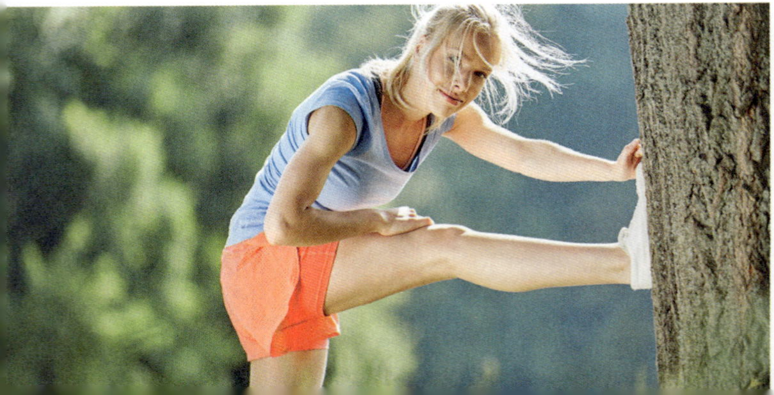

Es neutralisiert außerdem Stresseffekte. Wer körperlichem oder psychischem Stress ausgesetzt ist, braucht mehr Magnesium. Kommt eine ungesunde Ernährung hinzu, kann der Körper in eine Mangelsituation geraten. Wer auf Vollkornprodukte verzichtet, verzichtet auch auf besonders magnesiumreiche Nahrungsmittel. Eiweiß im Überfluss schwemmt zusätzlich Magnesium aus dem Körper heraus. Ausdauersportler, die viel schwitzen, verlieren mit dem Schweiß neben Natrium, Kalium und Calcium auch Magnesium. Das macht sich in der Anfälligkeit für Muskelkrämpfe bemerkbar.

Sowohl ein Überschuss als auch ein Mangel an Magnesium kann die Stimmung stören. Es gibt allerdings Hinweise darauf, dass depressive und bipolare Patienten eher zu wenig Magnesium im Blut haben. Dies hat wohl damit zu tun, dass Depression ein anstrengender Stresszustand ist, der viel Magnesium verbraucht. Niedrige Magnesium- und Serotoninspiegel sind mit Suizidneigung assoziiert.

In jedem Fall gilt, dass schwere Stresszustände, wozu auch chronische Erkrankungen (Bluthochdruck, Herzkrankheiten) zählen, die Magnesiumverfügbarkeit reduzieren. Auch Flüssigkeitsverluste (Durchfall), Schwangerschaft, Alkohol- und Kaffeekonsum, die Antibabypille und Diuretika tragen zum Magnesiummangel bei.

Der empfohlene Tagesbedarf sind mindestens 300 Milligramm (Frauen) und 400 Milligramm (Männer) Magnesium täglich. Zusätzliche Einnahme von Magnesium wird vor allem bei Magnesiummangel, einseitiger Ernährung, Diätkuren und chronischem Alkoholgenuss empfohlen.

- **Preiswertes Magnesium zur Nahrungsergänzung ist via Internet erhältlich.**

Selen

Selen ist Bestandteil wichtiger Enzyme und wird im Körper anstelle von Schwefel in Aminosäuren, etwa Cystein und Methionin, eingebaut. Insbesondere spielt ein Metalloenzym (Glutathionperoxidase) eine wichtige Rolle als antioxidativer Schutzfaktor. Darüber hinaus sind selenhaltige Enzyme auch für den Schilddrüsenstoffwechsel und das Immunsystem von Bedeutung. Die Selenversorgung des Menschen ist vom Selengehalt der Böden abhängig. Hier gibt es große Unterschiede.

Selen kann freie Radikale, schädliche oxidative Stoffwechselprodukte neutralisieren – am wirksamsten in Verbindung mit Vitamin E. Diese antioxidative Eigenschaft könnte auch krebsvorbeugend wirken.

Man nimmt an, dass durch Selen die Freisetzung potenziell krebserregender Substanzen unterdrückt wird. Herzinfarktpatienten haben außerdem einen niedrigeren Selengehalt im Blut als Gesunde, auch bei rheumatischen Erkrankungen ist häufig ein niedriger Selenspiegel nachweisbar – allesamt hochgradig stressbelastete Erkrankungen mit oftmals depressiven Begleiterscheinungen.

Da Schilddrüsenerkrankungen (inklusive Hashimoto) mit Schilddrüsenunterfunktion (Hypothyreose) depressive Verstimmungen erzeugen und Hashimoto-Patienten auffallend niedrige Selen-Blutspiegel haben, wird hier die Nahrungsergänzung mit 200 Mikrogramm Selen täglich empfohlen. Es gibt aber auch orthomolekulare Psychiater, die ihren depressiven Patienten 200 Mikrogramm Selen zweimal täglich verabreichen, wenn diese keine Antidepressiva einnehmen möchten – mit gutem Erfolg.

- **Selen zur Nahrungsergänzung ist via Internet erhältlich.**

Zink

Zink ist an einer Vielzahl enzymatischer Reaktionen beteiligt und mischt im Eiweiß-, Fett- und Kohlenhydratstoffwechsel mit. Aufbau- und Umbauvorgänge im Körper könnten ohne Zink nicht stattfinden. Auch der Säure-Basen-Haushalt des Körpers ist von einer ausreichenden Zinkversorgung abhängig. Sexualhormone und die Fruchtbarkeit des Mannes sind gleichfalls auf Zink angewiesen. Wichtige Abwehrzellen (T-Zellen) werden unter dem Einfluss von Zink gebildet.
Es kommt hauptsächlich in Vollkornprodukten, Fleisch und Hülsenfrüchten vor. Zink aus tierischen Nahrungsmitteln kann vom Körper besser verwertet werden als aus Pflanzenkost. Die empfohlene Tagesdosis sind etwa 15 Milligramm Zink für eine erwachsene Person. Die

Einnahme von bis zu 30 Milligramm Zink pro Tag gilt als unbedenklich. Bei längerer Einnahme höherer Dosierungen ist mit Nebenwirkungen zu rechnen.
Es gibt Hinweise aus Studien, dass Männer und vor allem Frauen mit Zinkmangel häufig Depressionen haben. Ob Zink spezifisch antidepressiv wirkt, ist unklar. Man hat aber beobachtet, dass 20 Milligramm Zink täglich die Hirnleistung (Gedächtnis, Konzentration) verbessern. Zink wird meist zusammen mit seinem natürlichen Gegenspieler Kupfer betrachtet. Überwiegt Kupfer gegenüber Zink, findet man häufig Depression, Angst, Unruhe und Schlafstörungen als typische Symptome. Da Zink überwiegend in tierischen Nahrungsmitteln enthalten ist, sind Veganer/Vegetarier für Zinkmangel besonders gefährdet.

▸ **Zink zur Nahrungsergänzung ist via Internet erhältlich.**

Zink in tierischen Nahrungsmitteln wird besonders gut verwertet.

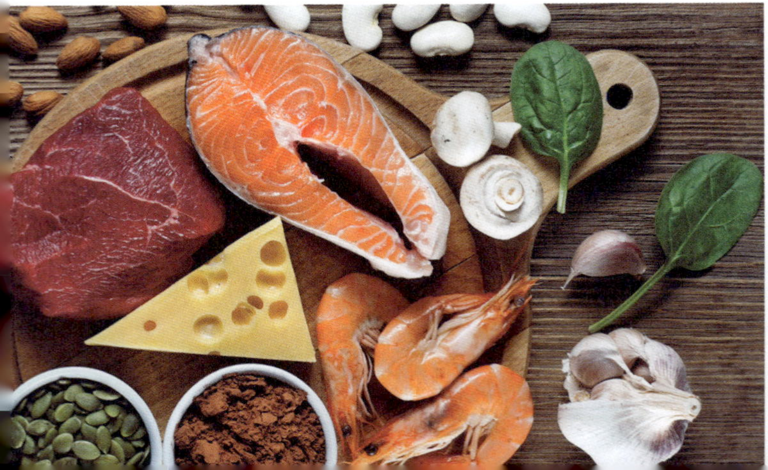

Hormone

Fast jede Störung eines Regelkreises von Hormondrüsen kann Stimmungsschwankungen oder psychische Symptome auslösen. Dies betrifft die Hoden und die Eierstöcke, die Nebennieren, die Bauchspeicheldrüse, die Schilddrüse und die Nebenschilddrüsen, die Hypophyse oder die Zirbeldrüse.
Hormone spielen für das Gleichgewicht der Stimmung eine große Rolle. Sexualhormone oder Stresshormone beeinflussen gleichfalls die Stimmungslage. Von besonderer Bedeutung sind Schilddrüsenhormone: Depression ist ein häufiges Symptom der Schilddrüsenunterfunktion (Hypothyreose).

Schilddrüsenhormone

Die Schilddrüse übernimmt die wichtige Aufgabe der Steuerung des Energiestoffwechsels im Körper. Ist die Drüse nur wenig aktiv, wird man träge und legt Gewicht zu. Arbeitet die Drüse hingegen auf Hochtouren, beschleunigen sich Stoffwechselvorgänge, die Schlaghäufigkeit des Herzens erhöht sich, und Ängstlichkeit oder Nervosität können zunehmen.
In den letzten Jahrzehnten hat man mit zunehmender Häufigkeit Hashimoto-Erkrankungen beobachtet. Das ist eine Autoimmunerkrankung der Schilddrüse, die zum Untergang von Drüsengewebe führt und sehr häufig eine Schilddrüsenunterfunktion (Hypothyreose) verursacht,

wovon Frauen bevorzugt betroffen sind. Da hierbei in der Regel zu wenig Schilddrüsenhormon im Blut ist, spürt man allgemeine Zeichen des Energiemangels. Der Stoffwechsel arbeitet auf Sparflamme: Müdigkeit, Erschöpfung, depressive Verstimmung, Konzentrationsstörungen, Angst-/Panikattacken, Reizbarkeit, Kreislaufschwäche, Darmträgheit, Haarausfall und unerklärliche Gewichtszunahme können die Folge sein.
Wenn solche Symptome wochenlang anhalten, sollten Sie in jedem Fall die Schilddrüsenfunktion überprüfen lassen! Dazu gehören die körperliche Untersuchung, Laborwerte, eine Ultraschalluntersuchung und die Szintigraphie (schwach radioaktive Bildgebung).
In den meisten Fällen können Sie damit rechnen, dass sich Ihre Beschwerden (inklusive Depression) bessern oder verschwinden, wenn die passende Hormonersatztherapie durchgeführt wird.

- **Schilddrüsenhormone gehören zu den wichtigsten natürlichen Antidepressiva.**

Laborwerte

Zur Beurteilung des Schilddrüsenstoffwechsels werden die Blutwerte von TSH (Thyreotropin, Thyreoidea-stimulierendes Hormon), T3 (Trijodthyronin)/fT3, T4 (Thyroxin/Tetrajodthyronin)/fT4 bestimmt. Auch wenn die TSH- oder fT3/fT4-Werte normal sind, kann eine Autoimmunerkrankung der Schilddrüse (Hashimoto-Thyreoiditis) vorliegen! Deshalb müssen alle drei Laborwerte bekannt sein. Bei Verdachtsdiagnose sollte man sich am niedrigeren oberen Grenzwert von 2,5 mU/l orientieren, sonst wird trotz belastender Symptome »normale Schilddrüsenfunktion« diagnostiziert und kein Hormonersatz durchgeführt!

INFO

NORMALWERTE: SCHILDDRÜSE

- TSH: Kinder und Erwachsene = 0,3–2,5 mU/l
- Gesamt T3 (T3) = 0,78–1,82 µg/l (1,2–2,8 nmol/l)
- freies T3 (fT3) = 2,5–4,4 ng/l (3,9–6,7 pmol/l)
- Gesamt-T4 (T4) = 56–123 µg/l (72–158 nmol/l)
- freies T4 (fT4) = 9,9–16,2 ng/l (12,7–20,8 pmol/l)

Behandlung

Die wichtigste Maßnahme ist der individuell passende Hormonersatz (Thyroxin (T4) oder T4-T3-Kombination), dessen Dosierung sich im Krankheitsverlauf ändern kann. Wenn Sie die Versorgung mit antioxidativen Substanzen und Vitamin D verbessern, Ihre Ernährung jodbewusst/-arm gestalten und auf Unverträglichkeiten achten (Gluten, Laktose) und sich ein entspanntes Gemüt zulegen, haben Sie sehr gute Chancen auf bestmögliche Lebensqualität.

TIPP

Zur Vorbeugung der Schilddrüsenunterfunktion wird die ausreichende Aufnahme von Jod mit der Nahrung empfohlen, bei Erwachsenen etwa 200 µg Jod pro Tag. Schwangere benötigen bis 300 µg Jod pro Tag.

Sexualhormone

Einmal mehr sind es die Frauen, deren Stimmung durch Hormonschwankungen getrübt wird. Dies betrifft vorzugsweise bestimmte Lebensphasen, die mit den Sexualhormonen Östrogen und Progesteron verknüpft sind: die Monatsblutung (prämenstruelles Syndrom), das Wochenbett (postpartale Depression) sowie die Wechseljahre (menopausale und postmenopausale Depression). Es kann aber auch Männer treffen, wenn sich aufgrund von Testosteron-Mangel eine depressive Verstimmung entwickelt.

Östrogen und Progesteron

Der Regelkreis von Östrogen und Progesteron entspricht in etwa der Wechselbeziehung von »yang« (aktivierend) und »yin« (dämpfend). Zahlreiche Östrogenwirkungen auf Neurotransmittersysteme ähneln oder ergänzen übliche Antidepressiva. Vielleicht wäre für viele Frauen, die auf Antidepressiva nicht ansprechen, Östrogen der Schlüssel zum Erfolg. Die Frage des antidepressiven Stellenwerts von weiblichen Sexualhormonen ist allerdings nicht einfach zu beantworten. Manche Frauen profitieren davon, andere nicht. Und dann gibt es noch weitere Fragen: Welches Östrogen, welches Progesteron? Natürlich, synthetisch, als Pflaster, Zäpfchen oder Pille?

Prämenstruelle Depression

Vier bis vierzehn Tage vor der Regelblutung treten bei manchen Frauen Beschwerden auf, die erst nach dem Beginn der Menstruation verschwinden. Jede dritte Frau im gebärfähigen Alter soll an solchen Symptomen leiden. Vermutlich kommt es zu Hormonschwankungen, die bei manchen Frauen auch psychische Symptome wie Stimmungsstörungen, Antriebsarmut, Unruhe, depressive Verstimmung, Angstzustände und Reizbarkeit auslösen. Es gibt Studien, die darauf hinweisen, dass Östrogen (plus Progesteron) zur Behandlung der prämenstruellen Depression erfolgreich eingesetzt werden kann. Häufiger wird Progesteron zur Therapie des prämenstruellen Syndroms benutzt, allerdings mit inkonsistenten Ergebnissen.

Wochenbett-Depression

Das postpartale Stimmungstief wird auch als »Babyblues« bezeichnet. In den ersten Wochen nach der Geburt des Kindes erlebt die Mutter häufig eine ausgeprägte depressive Verstimmung plus Angst, Reizbarkeit, Schlafstörungen, Konzentrationsstörungen und weitere Beschwerden. Die Symptome stellen sich schleichend ein und werden meist wegen körperlicher Beschwerden erkannt. Bis zu 20 Prozent der jungen Mütter sollen betroffen sein – und 4 Prozent der Männer. Diese Form der Depression kann durchaus gefährlich sein, wenn Suizidgedanken aufkommen. In schweren Fällen ist ein Klinikaufenthalt nötig.

Als Ursache des Babyblues gilt die hormonelle Umstellung nach der Geburt: Die in der Schwangerschaft erhöhten Östrogen- und Progesteronspiegel fallen nach der Geburt ab. Östrogen beeinflusst offenbar verschiedene Hirnfunktionen und hat stimmungsstabilisierende, antipsychotische Effekte. Nach der Geburt fehlen diese Wirkungen, und es können heftige Stimmungsschwankungen auftreten. Betroffene Frauen wurden in Studien mit Östrogen-Pflastern plus Progesteron (oral) von ihrer Depression befreit.

Im Wochenbett sind Frauen für den »Babyblues« besonders anfällig.

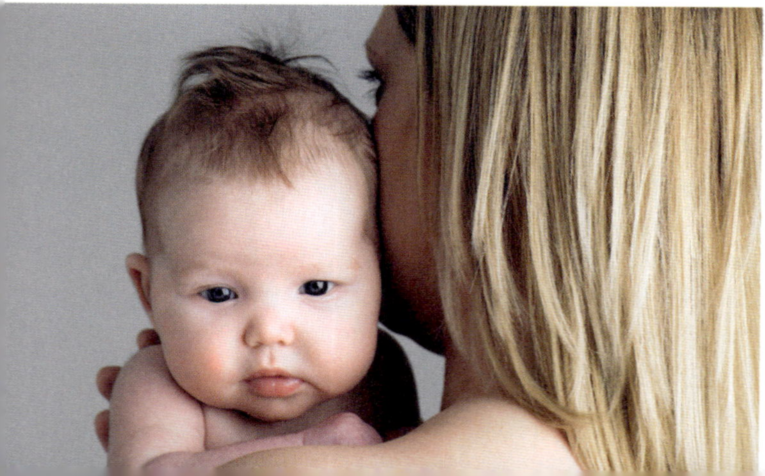

Wechseljahre-Depression

Während und nach den Wechseljahren gehen mit den stark absinkenden Östrogenspiegeln im Blut auch die stimmungsstabilisierenden Effekte der weiblichen Sexualhormone verloren. Die Wechseljahre können zahlreiche lästige Probleme (Hitzewallungen, Reizbarkeit, Schlafstörungen u. a.) mit sich bringen, unter anderem depressive Stimmungszustände. Manche Frauen leiden so stark, dass sie sich nach der Anwendung von alternativen Mitteln (Heilkräuter, vegane Ernährung) dennoch für eine Hormonersatztherapie entscheiden – obwohl diese wegen möglicher Risiken (Brustkrebs, Herzinfarkt) kontrovers beurteilt wird. Tatsächlich können Östrogen-Progesteron-Kombinationen in vielen Fällen die Symptome wirksam lindern. Auch die depressive Verstimmung lässt sich günstig beeinflussen: Östrogen aktiviert die Neurotransmitter Noradrenalin und Dopamin, und Progesteron zielt auf Serotonin ab.

Testosteron

Mittlerweile ist an der Existenz der männlichen Wechseljahre (Andropause) nicht mehr zu rütteln. Das Sexualhormon Testosteron macht den Mann zum Mann – auch bei Frauen zirkuliert eine geringe Menge Testosteron im Blut. Bei Tieren (und Menschen) ist dieses Hormon für Imponiergehabe, Kampfverhalten, Begattung und eine gewisse Aggression im Verhalten zuständig. Mit zunehmendem Alter kann es zu Funktionsstörungen

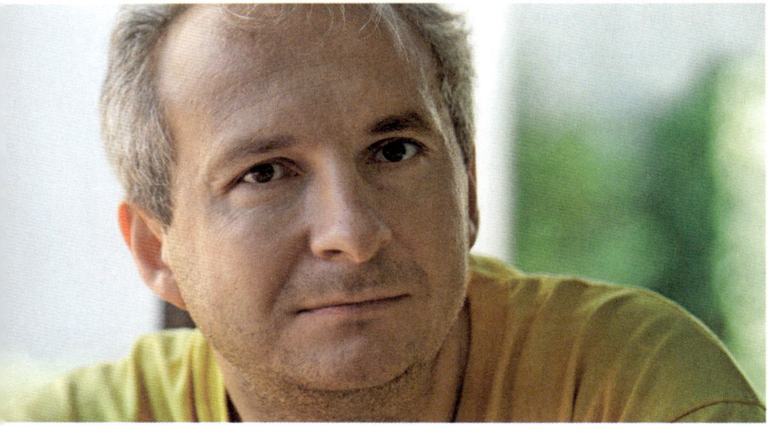

Für die berüchtigte männliche Midlife-Crisis spielt auch Hormonmangel eine Rolle.

der Hoden kommen, was zum Testosteronmangel führen kann (Hypogonadismus). Dann spricht man vom männlichen Klimakterium, das jeden dritten Mann über 40 Jahre betreffen soll.

Mögliche Symptome des Testosteronmangels sind Verlust an Muskel- und Knochenmasse, Libidostörungen, Impotenz, Müdigkeit, Schwächegefühl, Reizbarkeit, Denkstörungen, Angst und depressive Verstimmung. Insbesondere bei jüngeren (unter 40), anhaltend depressiven Männern, die auf Antidepressiva nicht ansprechen, sollte an ein Testosteronmangel-Syndrom gedacht werden.

Noch gibt es Männer, die an die verjüngende Kraft von Tierhodenextrakt glauben. Die schonendere Behand-

lung sind Testosteron-Injektionen. Medizinisch gelten Testosteronwerte im Serum 12 nmol/l (346 ng/dl) als therapiebedürftig. Ist der Hypogonadismus gesichert, wird in jedem Fall Testosteron verabreicht.
Mitunter hartnäckige depressive Zustände verschwinden durch Hormongabe. Es scheint einen »optimalen« Testosteron-Spiegel (etwa 590 ng/dl) zu geben, bei dem stimmungsstabilisierende Effekte zu erwarten sind. Bei Abweichungen nach oben oder unten wurden unerwünschte Nebenwirkungen beobachtet. Das hochwirksame körpereigene Hormon sollte nur bei gesicherter Indikation vom Arzt verordnet werden. Es gibt auch Langzeitrisiken von hoch dosiertem Testosteron (Prostatakrebs, Herzkrankheiten).

Dehydroepiandrosteron

Dehydroepiandrosteron (DHEA), ein im Jahr 1934 erstmals beschriebenes Nebennierenrindenhormon, gilt als Schlüsselhormon des Alterungsprozesses (»Anti-Aging-Hormon«). DHEA ist das im menschlichen Körper am häufigsten vorkommende Steroidhormon und eine Vorstufe (Prohormon) von männlichen und weiblichen Sexualhormonen, von Östrogen und Testosteron – und kann dementsprechend unterschiedlich wirken.
Die selbst produzierte Menge an DHEA nimmt mit dem Alter ab. Dadurch schwächt sich auch der androgenabhängige Stoffwechsel ab, was langfristig einen Testosteronmangel begünstigt. Und Frauen nach den

Wechseljahren haben ohnehin niedrige Östrogenspiegel. Die Zufuhr von DHEA kann Stoffwechselfunktionen aktivieren, zahlreiche Erkrankungen günstig beeinflussen, Symptome lindern und die Vitalität im Alter fördern. DHEA könnte demnach vor allem im Alter Östrogen- und Testosterondefizite ausgleichen. Es wirkt zudem direkt antidepressiv. Einige Studien zeigten, dass DHEA erfolgreich zur Behandlung von Depression im mittleren und höheren Lebensalter eingesetzt werden kann.

DHEA
$C_{19}H_{28}O_2$

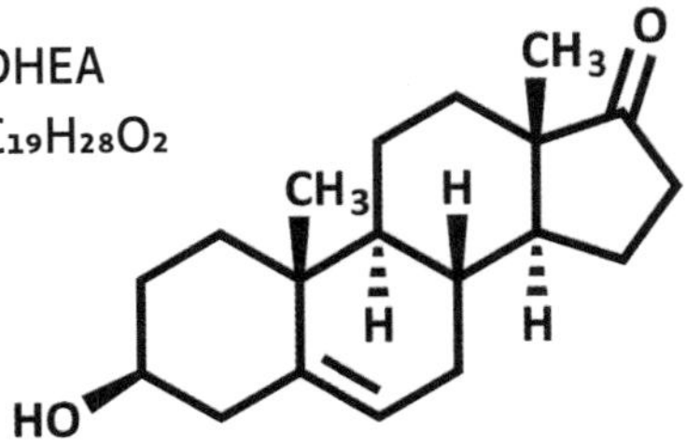

In den USA ist DHEA frei verkäuflich. In Deutschland sind Prohormone wie DHEA zulassungspflichtig. Hierzulande gibt es ein DHEA-Östrogen-Präparat, das zur Behandlung von Wechseljahressymptomen inklusive Depression verordnet wird. Bei älteren Männern, die DHEA einnehmen, muss auf die minimal wirksame Dosierung geachtet werden, um Risiken zu vermeiden (Prostatakrebs). Als halbwegs sichere Dosis gelten 25 bis 50 Milligramm DHEA pro Tag – diese Dosis kann aber zu niedrig sein, um eine akute depressive Verstimmung wirksam zu behandeln. Fragen Sie Ihren Arzt.

Pregnenolon

Pregnenolon ist ein natürliches Cholesterin-Stoffwechselprodukt und die Vorläufersubstanz für körpereigene Hormone. Es fungiert als Prohormon für Steroidhormone. Unter anderem ist Pregnenolon für die Biosynthese von Sexualhormonen (Östrogen, Testosteron) und Stresshormonen (Kortison, Cortisole) nötig und wird in den Nebennieren, den Keimdrüsen und im Gehirn produziert. Zudem wirkt Pregnenolon als Neurohormon im zentralen Nervensystem. In bestimmten Hirnregionen ist es hoch konzentriert vorhanden, wirkt nervenschützend und beeinflusst die Bildung von Nervenscheiden günstig (Myelinisierung). Pregnenolon ist lipophil und überwindet leicht die Blut-Hirn-Schranke.

Studien zeigten, dass Pregnenolon Denk- und Gedächtnisfunktionen verbessert und ein Mittel zur Behandlung der Schizophrenie sein könnte. Hormonexperten betrachten Pregnenolon als eine Art körpereigene »Wohlfühldroge« – was bei gedrückter Stimmung durchaus vorteilhaft ist.

Bei depressiven Patienten fand man im Vergleich zu Gesunden nur halb so viel Pregnenolon in der Rückenmarksflüssigkeit. Pregnenolon soll auch in höherer Dosierung gut verträglich sein. Kenner der Materie raten dazu, nicht mehr als 30 Milligramm Pregnenolon pro Tag maximal vier Wochen zu benutzen. Pregnenolon-Präparate sind in den USA frei verkäuflich und in Deutschland zulassungspflichtig.

Antidepressive Naturstoffe

Therapie/Intervention	Indikation
Calcium	unklar
DHEA	mittleres/höheres Alter, Wechseljahre
Eisen	Mangel, Anämie, Burn-out, Frauen
Lithium	bipolare Störung
Magnesium	Mangel, Sportler, Stresszustände
Östrogen/Progesteron	Wochenbett, Menstruation, Wechseljahre, Frauen
Pregnenolon	Denken und Gedächtnis
Schilddrüsenhormone	Schilddrüsenerkrankung, Hashimoto, Frauen
Selen	Mangel, Hashimoto, Schilddrüsenunterfunktion
Testosteron	Mangelsyndrom, Andropause, Männer
Vitamin B_1 (Thiamin)	Mangel, Burn-out
Vitamin B_3 (Niacin)	Mangel, Sportler, Ältere, Alkoholiker, Psychotrauma
Vitamin B_6 (Pyridoxin)	Mangel, Angst, prämenstruelles Syndrom
Vitamin B_9 (Folsäure)	Mangel, Schwangerschaft, Therapie mit Antidepressiva
Vitamin B_{12} (Cobalamin)	Mangel, Anämie, Burn-out, Veganer
Vitamin C	Mangel, Stresszustände, Trauma, Immunschwäche
Vitamin D	Mangel, Burn-out
Zink	Mangel, Burn-out, Veganer

Anwendung	Wirksamkeit
Ergänzung	unklar
Ergänzung (ärztlich)	günstig bis fraglich vorbeugend wirksam
Ernährung, Ergänzung, Hochdosis (ärztlich)	stimmungsaufhellend, vitalisierend, vorbeugend
nur ärztlich	stimmungsstabilisierend
Ergänzung	günstig bis fraglich wirksam
Dauer-, Bedarfstherapie (ärztlich)	stimmungsaufhellend, -stabilisierend
Ergänzung (ärztlich)	günstig bis fraglich vorbeugend wirksam
Dauer-, Bedarfstherapie (ärztlich)	stimmungsaufhellend, -stabilisierend
Ernährung, Ergänzung, Hochdosis	stimmungsaufhellend, vitalisierend, vorbeugend
Bedarfstherapie (ärztlich)	stimmungsaufhellend, -stabilisierend
Ergänzung, Hochdosis	stimmungsaufhellend, vitalisierend
Ergänzung, Hochdosis	stimmungsaufhellend, vitalisierend
Ergänzung	stimmungsaufhellend, vitalisierend
Ergänzung	stimmungsaufhellend, vitalisierend, vorbeugend
Ergänzung	stimmungsaufhellend, vitalisierend, vorbeugend
Ergänzung, Hochdosis	hochwirksam bei allen Akutbeschwerden/ -erkrankungen
Ergänzung, Hochdosis	stimmungsaufhellend, vitalisierend, vorbeugend
Ergänzung	stimmungsaufhellend, vitalisierend, vorbeugend

INFO

DIE ANTIDEPRESSIVE DIÄT

Selbstverständlich gibt es keine Ernährungsform, die eine Depression wegzaubern könnte! Was es aber seit Jahrzehnten gibt, sind Hinweise darauf, dass die Qualität der Ernährung und die Stimmungslage des Menschen miteinander korrespondieren.

Im Jahr 2013 hatte eine Studie (PREDIMED, 7447 Teilnehmer) den Einfluss einer mediterranen Ernährung (kombiniert mit Nüssen) in Bezug auf das Risiko geprüft, drei Jahre später an Depression zu erkranken. Die Studie ergab, dass zumindest Depressive mit Typ-2-Diabetes signifikant von antidepressiven Effekten der mediterranen Ernährung profitiert hatten.

Ob eine Ernährungsumstellung auch zur Therapie der Depression nützlich ist, untersuchte erstmals die kontrollierte, randomisierte SMILES-Studie (2017). 67 schwer depressive Patienten (allesamt schlecht ernährt) wurden entweder nur beraten und sozial unterstützt (Kontrollgruppe) oder zusätzlich qualitativ hochwertig ernährt. Nach 12 Wochen war in der Gruppe mit der Ernährungsumstellung ein größerer Rückgang der depressiven Symptome im Vergleich zur Kontrollgruppe zu beobachten. Jeder dritte Patient der Ernährungsgruppe konnte nach drei Monaten eine Remission verzeichnen (Kontrollgruppe: 8 Prozent), ein statistisch signifikanter Unterschied!

INFO

Studienleiterin Felice Jacka: »Die Studienergebnisse beruhen auf dem Ausmaß der Ernährungsumstellung, nicht etwa auf Sport oder dem Körpergewicht. Je strikter die Teilnehmer den Ernährungsplan befolgten, desto größer waren ihre Erfolge.«
Eine qualitativ hochwertige Ernährung, die die Balance der Darmflora positiv beeinflusst, ist im Vergleich zu anderen antidepressiven Maßnahmen vergleichsweise einfach, kostengünstiger und vor allem nebenwirkungsfrei – und wirksam.

Hier der in der Studie benutzte Ernährungsplan über den Zeitraum von 12 Wochen:

- Vollkorngetreide (5–8 Portionen/Tag)
- Gemüse (6 Portionen/Tag)
- Obst (3 Portionen/Tag)
- Hülsenfrüchte (3–4 Portionen/Woche)
- fettarme und ungesüßte Milchprodukte (2–3 Portionen/Tag)
- rohe und ungesalzene Nüsse (1 Portion/Tag)
- Fisch (mindestens 2 Mal/Woche)
- fettarmes, rotes Fleisch (3–4 Portionen/Woche)
- Huhn (2–3 Portionen/Woche)
- Eier (bis zu 6/Woche)
- Olivenöl (3 EL/Tag)
- maximal 3/Woche: Süßigkeiten, Weißmehlprodukte, Fast Food, Softdrinks

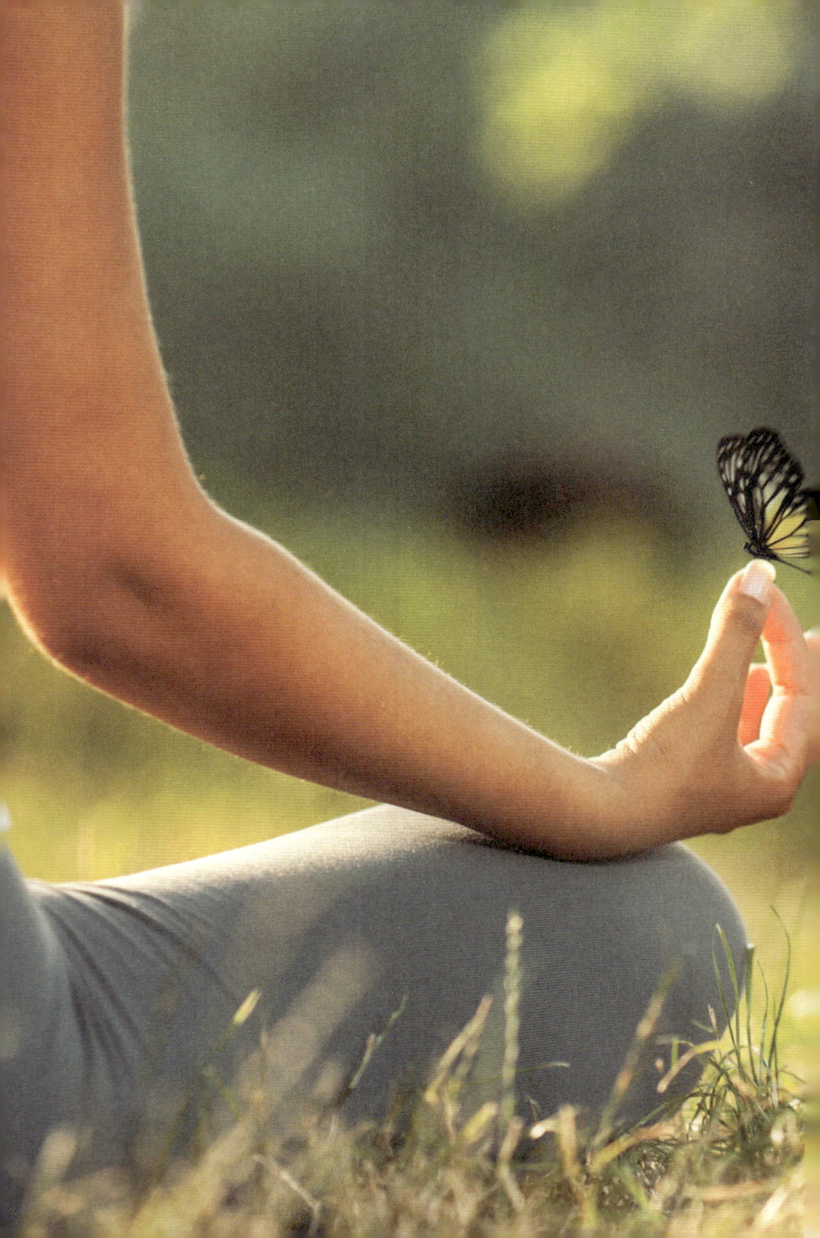

Alternative Antidepressiva

Um depressive Stimmungen in den Griff zu bekommen oder ihnen vorzubeugen, gibt es zahlreiche, mitunter einfache und überraschend wirksame Optionen. Hierzu zählen Heilkräuter, Cannabis, Heilpilze, Aroma- und Lichttherapien, Schlafkuren oder Homöopathie. Auch Maßnahmen zum Stressabbau und Psychotherapien haben sich zur Bewältigung depressiver Phasen sehr gut bewährt.

Heilkräuter

Zweifellos ist Johanniskraut das führende pflanzliche Antidepressivum. Aber auch andere gut verträgliche Heilkräuter können zur Behandlung von Stimmungsstörungen von großem Nutzen sein.

Johanniskraut

Im Lorscher Arzneibuch (8. Jh.) wird Johanniskraut gegen Melancholie und »geistige Verwirrung« empfohlen. Echtes Johanniskraut *(Hypericum perforatum L.)* ist ein Hartheugewächs, eine Wald- und Wiesenpflanze mit fünfzähligen goldgelben Blüten (Juni). Sie wächst auf trockenen Böden und kommt in Europa, Asien sowie in Nordafrika, Australien, Nord- und Südamerika vor.

Johanniskraut ist die Nummer eins der antidepressiv wirksamen Heilpflanzen.

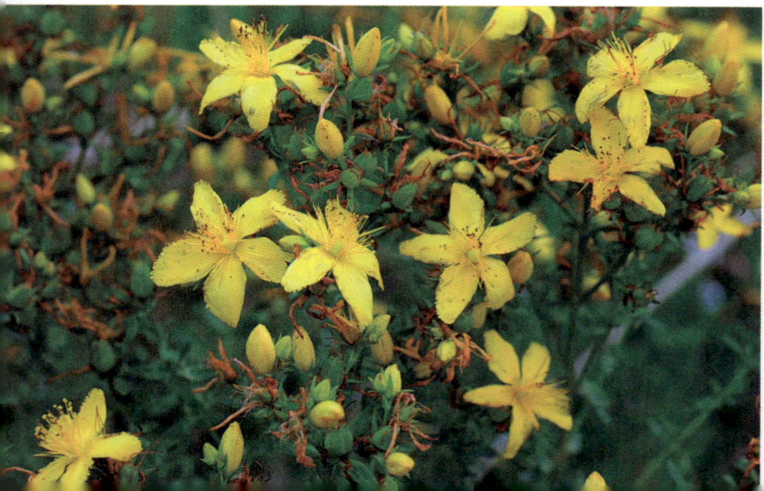

TIPP

Johanniskrauttee
Brühen Sie 2 TL Johanniskraut mit 0,25 l kochendem Wasser auf, und lassen Sie es für 10 Minuten ziehen.

Heute gilt Johanniskraut als bestes pflanzliches Antidepressivum wegen der stimmungsaufhellenden Effekte von Hyperforin. Standardisierter Johanniskrautextrakt hemmt die Wiederaufnahme der Neurotransmitter Serotonin und Noradrenalin wie ein modernes SSRI-Antidepressivum. Durch Hemmung eines Enzyms (Monoaminoxidase/MAO) erhöht sich die Menge der dem zentralen Nervensystem zur Verfügung stehenden Neurotransmitter Noradrenalin und Serotonin. Johanniskraut kann auch Schlafprobleme günstig beeinflussen.
Als Antidepressivum muss Johanniskraut mindestens 4 bis 6 Wochen angewendet werden.
Johanniskraut macht die Haut bei längerer Anwendung lichtempfindlich (Fotosensibilisierung), deswegen ist direkte Sonneneinstrahlung zu vermeiden. Wird Johanniskraut hoch dosiert länger eingenommen, drohen Interaktionen mit Blutverdünnern (Cumarine) sowie Digitalisglykosiden. Fragen Sie Ihren Arzt.
Am besten soll Johanniskraut bei leichter oder mittelgradiger Depression helfen. Johanniskraut-Arzneimittel sind meist gut verträglich, leichte unerwünschte Nebenwirkungen treten selten auf.

Sibirischer Ginseng

Das Heilkraut ist auch unter dem Namen »Taigawurzel« *(Eleutherococcus senticosus)* bekannt. Am häufigsten wird zwar die Wurzel benutzt, aber die Rinde des holzigen Stamms enthält mehr Eleutherosid B, die wirksamste Komponente der Pflanze.

Taigawurzel wirkt stressmindernd und ausgleichend (adaptogen) auf physiologische Funktionen im gesamten Organismus, verbessert die Aufmerksamkeit und Konzentrationsfähigkeit und hilft bei Schlafstörungen.

Für Heilzwecke gibt es hoch und moderat konzentrierte Tinkturen – auch Kräuterpulver kann verwendet werden. Für depressive Zustände werden die hoch konzentrierten Tinkturen empfohlen.

Eine Anwendung hoch dosierter und hoch konzentrierter Taigawurzel-Tinkturen wurde bei folgenden Indikationen als spezifisch wirksam beschrieben: Erschöpfungszu-

INFO

INGWER UND MAGNOLIA

In einigen Studien war Ingweröl mit Magnolia kombiniert worden, was zu beachtlichen Ergebnissen bei der Behandlung von Depression führte. Die Serotoninwerte im Gehirn sowie die Noradrenalin-Spiegel im präfrontalen Cortex stiegen deutlich an, nachdem subklinische (inaktive) Magnolia-Dosierungen dem Ingwer zugegeben wurden.

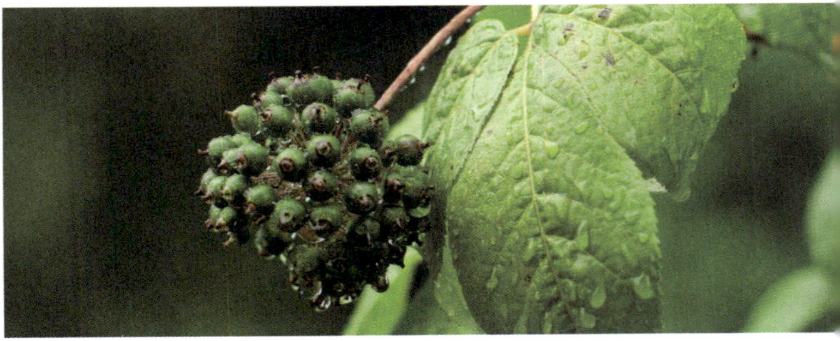

Die Taigawurzel sorgt für ein ausgeglichenes Gemüt.

stände mit Fieber, Depression, Muskelschwäche, chronisch geschwächte Immunfunktion sowie Besserungstendenz mit absehbarem Rezidivrisiko.
Man verwendet in der Regel Dosierungen von 2 bis 16 Millilitern, ein- bis dreimal täglich für 60 Tage mit anschließender 2- bis 3-wöchiger Pause. Forscher beobachteten bei diesen Dosierungen innerhalb von wenigen Tagen oder gar Stunden die erwünschten Wirkungen.
Kommt es zu depressiven Rückfällen, empfiehlt sich folgende Vorgehensweise: 30 bis 60 Tage Anwendung, 2 bis 3 Wochen Pause, 30 bis 60 Tage Anwendung, 2 bis 3 Wochen Pause und so weiter.
Die meisten Menschen vertragen Taigawurzel ohne irgendwelche Nebenwirkungen. Taigawurzel ist in der Regel absolut ungiftig. Bei Bluthochdruck (≥ 180/90 mmHg) ist allerdings Vorsicht geboten. Bei extrem häufigem Gebrauch kann es zu Schlafstörungen und Anspannung kommen. Taigawurzel-Präparate sind relativ teuer.

Rosenwurz

Man nennt die Pflanze aufgrund ihres Dufts, der an Rosen erinnert, Rosenwurz *(Rhodiola rosea)*. Das Kraut ist im östlichen Teil von Russland, in Teilen Chinas, in Tibet, Gebirgsregionen von Europa, Kanada und in kälteren Regionen der USA heimisch.

Die Hauptanwendungsgebiete sind kognitive Dysfunktion (Denkschwäche), chronische Erkrankungen mit Depression, chronisches Müdigkeits-Syndrom, Immunschwäche, Infektanfälligkeit und nervöse Erschöpfung. Studien mit Patienten ergaben, dass Rosenwurz innerhalb von Wochen stressinduzierte psychische Erschöpfungszeichen (u. a. Stimmungsstörungen) mindern und kognitive Funktionen wie assoziatives Denken, Kurzzeitgedächtnis und Konzentration verbessern kann.

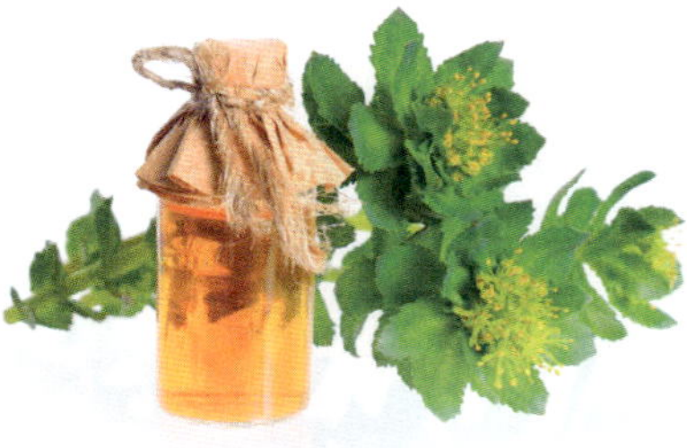

Man benutzt Rosenwurz zu Heilzwecken meist als Kapsel oder Tinktur. In der Regel nimmt man eine oder zwei Kapseln pro Tag ein – in Akutfällen bis zu 1000 Milligramm pro Tag (vor den Mahlzeiten). Nebenwirkungen und Kontraindikationen sind nicht bekannt.

▶ **Man kann Rosenwurz fast überall kaufen.**

Baldrian

Der nordische Lichtgott Baldur gab dieser Pflanze den deutschen Namen. Schon die Klostermedizin kannte die beruhigenden und entspannenden Wirkungen von Baldrian. Das Kraut ist als sanftes Heilmittel bei Schlafproblemen und Nervosität sehr beliebt. Für Heilzwecke benutzt man die Wurzeln kultivierter Pflanzen. Als Tagesdosis werden 250 bis 500 Milligramm pulverisierter Extrakt oder 1 bis 2 TL Tinktur (450 bis 900 Milligramm) empfohlen.

Als Tee, Tinktur oder Extrakt im Fertigarzneimittel (Dragee, Tropfen, Kapsel) wirkt Baldrian beruhigend, entspannend und schlafanstoßend bei Nervosität, Unruhe, Angst- und Schlafproblemen. Äußerlich kann Baldrian auch als Badezusatz angewandt werden.

Eine niedrige Dosierung wirkt anregend, eine höhere eher beruhigend. Nebenwirkungen sind nicht bekannt.

Hinweis: Nicht zusammen mit rezeptpflichtigen Schlaf- und Beruhigungsmitteln anwenden! Kombination mit Melisse oder Hopfen ist möglich.

▶ **Baldrian-Präparate sind in Apotheken erhältlich.**

TIPP

Baldriantinktur

Füllen Sie 20 g getrocknete Baldrianwurzeln mit 100 ml 70%igem Alkohol in eine dunkle Flasche. Nach 10 Tagen abseihen. Teezubereitung: 1 TL Tinktur für eine Tasse Tee.

Cannabis – ein Hanfgewächs

Hanfgewächse *(Cannabaceae)* werden für Heilzwecke seit rund 6000 Jahren genutzt. Die ganze Pflanze bietet eine Fülle wohltätiger Wirkungen. Die Samen bringen reichlich Vitamine, Eiweiß, Mineral- und Ballaststoffe sowie essenzielle Fettsäuren mit, die Stängel liefern Faserstoffe für Kleidung, Taue und Textil. Die Blüten werden seit Urzeiten als Naturmedizin genutzt und geschätzt. Die Einstufung von Cannabis als illegale Droge im 20. Jahrhundert hat die medizinische Forschung um Jahrzehnte zurückgeworfen. Derzeit ist die Welt bezüglich Produktion, Vertrieb, Erwerb und Nutzung von Cannabis ein Flickenteppich. Klare Regeln gibt es fast nirgendwo.

Die Cannabispflanze – leicht erkennbar an der typischen Blätterform

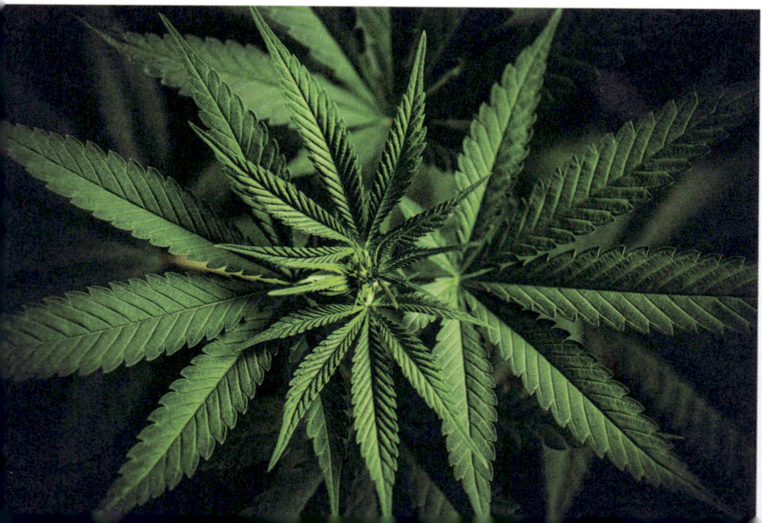

Cannabis-Spezies und Wirkstoffe

Cannabis existiert seit ca. 60 000 Jahren – Herkunft unbestimmt. Der Mensch entdeckte und kultivierte das hilfreiche Kraut. Nährstoffreiche, gut drainierte Böden mit reichlich Sonne, ohne konkurrierende Gewächse in der Nachbarschaft fördern das Wachstum. Man unterscheidet nach Blattform schmalblättrige und breitblättrige Pflanzen.

Botanisch sind zwei Spezies relevant:

- *Cannabis sativa* – große, hoch aufgeschossene Spezies mit belebender Wirkung
- *Cannabis indica* – kleine kompakte Spezies mit beruhigender oder high-machender Wirkung

Die wichtigsten Inhaltsstoffe von Cannabis sind Cannabinoide wie Cannabidiol (CBD) und Tetrahydrocannabinol (THC). Sie sind biologisch aktiv und vermitteln Heilwirkungen. Hanf enthält zudem Terpene, Flavonoide, Säuren und weitere Stoffe. CBD ist die beruhigende Komponente. THC ist der Stoff, der ein Hochgefühl (High-Sein) auslöst.

Endocannabinoidsystem

Das menschliche Endocannabinoidsystem (ECS) bestimmt die Grundschwingung der Befindlichkeit und wurde vor ca. 30 Jahren entdeckt. Das Gefühl von Geborgenheit und Wohlbefinden basieren auf der Aktivität des ECS. Funktioniert es einwandfrei, sind Nerven-, Hormon-

und Immunsystem in bester Verfassung. Status: Alles ist gut. Ein eingebautes Wellnessprogramm in gesunden und kranken Tagen.

Diverse Endocannabinoide (EC; *endo* = innen) – am wichtigsten AEA und 2-AG – sind die körpereigenen Botenstoffe des ECS. Sie binden an Cannabinoidrezeptoren (CB1, CB2 u. a.) auf Zielzellen und werden bei Zellstress freigesetzt. Das ECS interagiert mit fast jeder Körperzelle. Bei Gesunden wird es beispielsweise nach Verletzungen aktiviert. Endocannabinoide sind mit Belohnung, Lernen, Denken, Gedächtnis und erweitertem Bewusstsein verknüpft. Im Nervensystem beeinflusst das ECS das Wachstum (Neurogenese) und den Schutz (Neuroprotektion) von Nervenzellen, Neuroplastizität (Lernfähigkeit), den vegetativen Tonus, Stressreaktionen und die Schmerzverarbeitung.

Pflanzliches THC bindet nach Cannabiskonsum an CB1, was ein umfassendes Wohlgefühl erzeugt. AEA (Arachidonylethanolamid) ist quasi die körpereigene THC-Version, die an dieselben Cannabinoidrezeptoren bindet. Das ECS beeinflusst alle Körperzellen, die Endocannabinoide (EC) produzieren oder Cannabinoidrezeptoren haben.

- Als übergeordnete Instanz wird das ECS bei jeder Art Stress/Entzündung/Trauma aktiviert – zur Aufrechterhaltung der Allostase/Homöostase.
- Organsysteme werden durch ECS-Aktivität via Endocannabinoide günstig beeinflusst. Im Nervensystem fördert es das Wachstum, den Schutz und die Lernfä-

higkeit/Kognition, moduliert den vegetativen Tonus, Stressreaktionen und die Schmerzverarbeitung. Herz und Gefäßsystem profitieren von blutdrucksenkenden Wirkungen und verbesserter Sauerstoffversorgung. Das ECS arbeitet eng mit dem Immunsystem zusammen: Abtötung defekter und entarteter Zellen, Hemmung von Entzündungssignalen, tumorbedingtem Gefäßwachstum und Metastasierung. Alle Bindegewebe profitieren vom ECS: Blut, Knochen, Faszien, Bänder und Knorpel. Im Darm reguliert das ECS Hunger/Appetit und den Zellstoffwechsel. Nicht zuletzt gibt es den Grundton »glückseliges Wohlbefinden« vor – ein Merkmal der psychischen Gesundheit.

Das in die Zellmembran eingebaute »Wohlfühlsystem« (ECS) wird durch körpereigene (AEA u. a.) und pflanzliche Cannabinoide (THC, CBD u. a.) via Cannabinoidrezeptoren (CB1, CB2 u. a.) aktiviert [nach Reis et al., 2021].

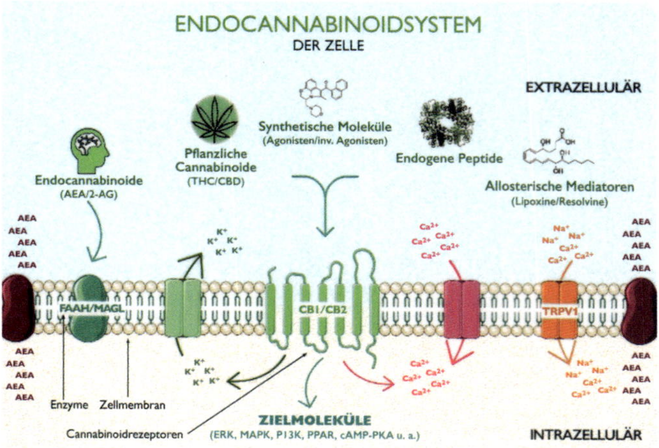

INFO

CANNABIS-GLOSSAR

- **Cannabinoidrezeptoren** = Andockstellen für (pflanzliche und körpereigene) Cannabinoide auf Zellen (z. B. CB1, CB2 u. a.)
- **CBD** = Cannabidiol, Inhaltsstoff (Cannabinoid) von Cannabis –beruhigende/ausgleichende Wirkung
- **Decarboxylierung** = Hitzeeinwirkung auf Cannabisblüten; entfernt Säuren und aktiviert die Cannabinoide
- **Endocannabinoide** = körpereigene Cannabinoide (z. B. AEA, 2-AG u. a.)
- **Hanf** = Der deutsche Gesetzgeber kennzeichnet pauschal jede Art von Cannabis, die 0,2 % oder weniger THC (Trockengewicht) enthält, mit dem Terminus *Hanf*.
- **Neurotransmitter** = Botenstoffe des Nervensystems (z. B. Serotonin, Dopamin, Noradrenalin, Glutamat u. a.)
- **Terpene** = ätherische (flüchtige) Komponenten (z. B. Myrcen, Caryophyllen, Limonen, Linalool, Eucalyptol, Pinen u. a.)
- **THC** = Tetrahydrocannabinol, Inhaltsstoff (Cannabinoid) von Cannabis – aktivierende/high-machende Wirkung
- **SSRI** = Serotonin-Wiederaufnahme-Hemmung, Wirkprinzip medikamentöser Antidepressiva

Cannabis-Medizin

Cannabis ist eine Apotheke für sich. Therapeutisch benötigt jeder Patient die passende Dosierung, mit der passenden Cannabissorte zubereitet – ein wichtiges Erfolgskriterium. Primär werden Inhalation (Rauch/Dampf) und orale Einnahme (Tinkturen/Öle/Edibles) von Blüten empfohlen.

Orale Cannabis-Medizin ist bei chronischen Gesundheitsstörungen die erste Wahl. Die Inhalation eignet sich gut zur Akutbehandlung, die Kräutermedizin bevorzugt Tinkturen. Die am stärksten wirksamen Zubereitungen sind Öl- und Harzextrakte, via Verdampfer inhaliert oder oral verabreicht.

- Mit einer oralen Dosis alle 6 Stunden erreicht man konstante Cannabinoidspiegel im Blut (Halbwertszeit: 18–32 Stunden). Cannabinoide sind fettlöslich, die Decarboxylierung (Entfernung von Säuren) aktiviert Cannabinoide. Flavonoide bleiben nur in nicht erhitzten Extrakten erhalten. Terpene verflüchtigen sich bei 21–38 °C. Duftet die Medizin nach Cannabis, haben Terpene überlebt.
- Die Wirkung mittelstarker inhalierter Dosierungen setzt nach 5–10 Minuten ein, mit THC-Spitzenwerten im Blut nach 30 Minuten.
- Rezepturstoffe in Apotheken sind gemahlene, gesiebte, granulierte Blütenstände, halb synthetisches Dronabinol und raffiniertes Cannabisöl-Harz.

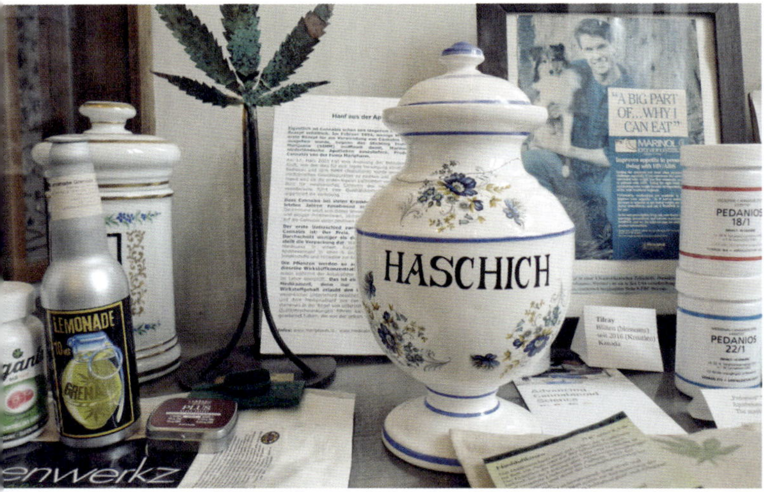

Cannabis gehört seit Urzeiten zum Heilmittelschatz der Medizin.

Das vielfältige Wirkspektrum von Cannabis ist noch unzureichend untersucht. Zahlreiche Studien haben aber günstige Wirkungen bei Erkrankungen beschrieben: z. B. bei Alzheimer, Parkinson, Schlaganfall, Krampfleiden und Epilepsie, Schmerzlinderung, bei Panikattacken, Depression, Posttraumatischer Belastungsstörung (PTBS), Schlafstörungen, Reizdarm und Migräne, Krebs und Multipler Sklerose.

Cannabinoide bei psychischen Störungen

Angst, Depression, Schizophrenie und Posttraumatische Belastungsstörungen (PTBS) haben manches gemeinsam, was Biomechanismen im zentralen Nervensystem betrifft. Eine besondere Rolle spielt das Endocannabinoidsystem (ECS) für die Stressverarbeitung. Stress auf allen Ebenen ist ein Merkmal psychischer Störungen. Das gesunde ECS kompensiert Stress, reguliert Alarmreaktionen und löscht lähmende Ängste. Bei Gesunden hat man im Mandelkern (Amygdala), Hippocampus und im präfrontalen Cortex reichlich CB1-Rezeptoren und Endocannabinoide gefunden, die den Tonus des Nervensystems beeinflussen. Theorien zufolge sind psychische Störungen wie Depression, Angst und PTBS mit physiologischen Veränderungen assoziiert: Kontrollverlust in der Amygdala sowie eine Neurotransmitter-Dysbalance. Die meisten Psychopharmaka zielen auf die Serotonin- oder Glutamatspiegel ab. Cannabinoide vermitteln hier günstige Wirkungen: Stimmungsstabilisierung via Neurotransmitter (Serotonin, Dopamin, Noradrenalin, Glutamat).

- CBD bindet an Serotonin- und Dopaminrezeptoren, wirkt immunmodulierend, antientzündlich und antioxidativ.
- THC aktiviert die Serotoninproduktion und ist Studien zufolge vergleichbar antidepressiv wirksam wie gängige Antidepressiva. Die Bindung von THC an Endocannabinoidrezeptoren (CB1, TRPV1) senkt die Glutamatspiegel. Für die Anwendung von Cannabis-Medizin bei psychischen Störungen ist grundsätzlich die Kombination niedriger THC- und höherer CBD-Dosierungen empfehlenswert.

INFO

CBD-WIRKUNGSPROFIL

- Verbesserte Durchblutung und neuronale Funktionen im Gehirn
- Stimulierung von Neurogenese, Nervenwachstumsfaktoren
- Verbesserte synaptische Vernetzung
- Dämpfung der Mandelkernaktivierung
- Aktivierung des Belohnungssystems
- Verbesserte Funktion der Blut-Hirn-Schranke
- Kompensation angsterzeugender THC-Wirkungen

Cannabisblüten für medizinische Zwecke – erhältlich auf Rezept

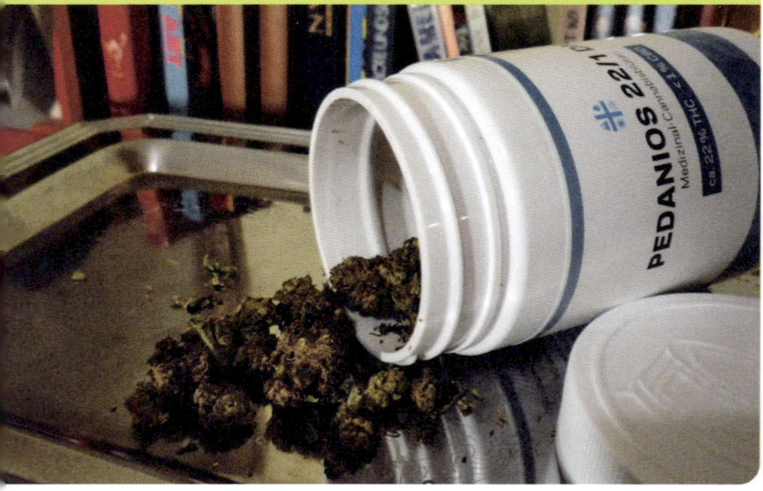

Cannabinoide bei Depression

Als Ursachen von Depression gelten Neurotransmittermangel, absterbende Hirnzellen, überschießende Stressreaktionen, Entzündungen, eine veränderte Darmflora und Immunstörungen. Motivation und Freude gehen verloren. Je höher der Stresspegel, desto weniger CB1-Rezeptoren. Das macht für Depression anfällig. Cannabis wirkt vielseitig antidepressiv: CBD und THC stärken das körpereigene Belohnungssystem und stimulieren das Nervenwachstum, aktivieren Steuerzentren des Mandelkerns und machen Glückshormone verfügbar.
CBD stärkt die Funktion der Blut-Hirn-Schranke. THC aktiviert die vermehrte Freisetzung von Serotonin, Dopamin und Noradrenalin aus Nervenzellen und hemmt deren Wiederaufnahme – das Wirkprinzip gängiger Antidepressiva (SSRI). CBD bindet an Serotonin- und Dopaminrezeptoren, das Cannabis-Terpen Linalool wirkt angstlösend und antidepessiv.
Zahlreiche Labor- und Tierstudien bestätigten die antidepressive Wirkung von Cannabinoiden. Klinische Studien weisen auf die Heilkraft von Cannabis bei Depression hin, solche Studien kommen fast ausnahmslos aus dem Ausland.

- Eine Befragung von 2031 Patienten (2019) ergab, dass Cannabis als Ersatztherapie genutzt werden kann: Zwei Drittel setzten die Medikamente ab (davon jeder Fünfte Antidepressiva, jeder Dritte Opiate), die Hälfte verzichtete auf Alkohol, ein Drittel auf Tabak, ein Fünftel auf

Drogen. In einer anderen Studie (2021) hatten zwei Drittel der Patienten CBD-Öl als Ersatz benutzt.

- Fast alle 1819 Teilnehmer einer Studie (2020) profitierten unter Cannabis von einer signifikanten Besserung depressiver Symptome. Positive Nebenwirkungen dominierten.
- Eine Beobachtungsstudie (2021) mit Kontrollgruppe (538 Teilnehmer) zeigte, dass Cannabis depressive Zustände, die Schlaf- und Lebensqualität verbessert und Schmerz lindert.

Dosierung

- Startdosis: 5 mg einer CBD-reichen Zubereitung alle 6 Stunden – bei manchen Menschen wirkt CBD stimulierend; Einnahme nach 17.00 Uhr nicht zu empfehlen
- Dosierungen mit 2,5–5 mg THC heben die Stimmung; unterer Dosisbereich empfohlen: Hohe THC-Dosierungen können Angst auslösen.

Hinweise für Patienten

Der entscheidende Faktor ist die Eigeninitiative. Betroffene müssen sich bemühen, einen ärztlichen Verbündeten zu finden. Suchen Sie einen aufgeschlossenen Arzt. Ein Betäubungsmittelrezept weist Sie als Patient aus, der auf Cannabis-Medizin angewiesen ist. Das schützt vor bedrohlichen Unterstellungen von Polizei, Behörden und Ämtern. Cannabis-Therapie ist in Deutschland legal!

CBD-Produkte sind frei verkäuflich, Empfehlungen kaum möglich. Einmal mehr: Eigeninitiative ist gefragt!

Heilpilze

Pilze mit Heilpotenzial liegen heute, verglichen mit früheren Zeiten, im Trend und werden vermehrt zur Nahrungsergänzung oder als alternative Heilmittel eingesetzt. Unzählige Studien haben sich mit Inhaltsstoffen von Pilzen befasst und deren vorbeugende und heilende Wirkungen beschrieben. Manche Pilze bringen nervenschützende (neuroprotektive), antioxidative, antientzündliche, immunstimulierende/-modulierende und psychoaktive Eigenschaften mit. Solche und weitere Wirkmerkmale prädestinieren Heilpilze auch zur antidepressiven Therapie.

Bei Naturheilmitteln müssen die Spezies, Aktivstoffe, Synergiewirkungen, Extraktionsmethoden und die Zube-

Pilze sind echte Wundertüten in Sachen Gesundheit, Vorsorge und Heilung.

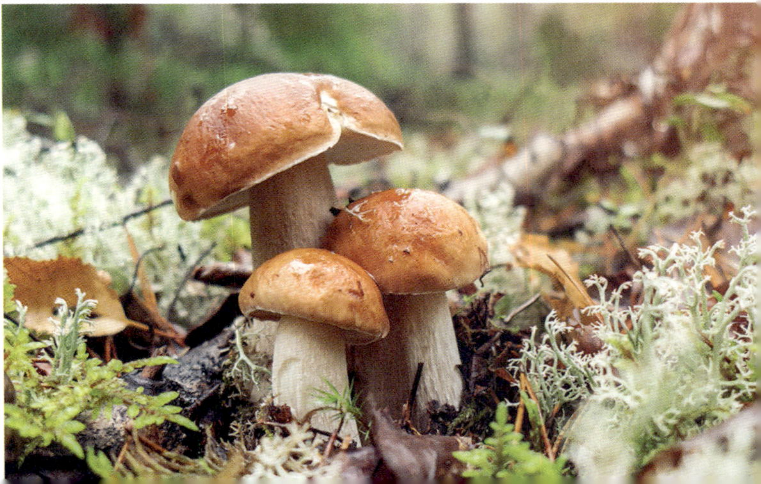

reitung deklariert sein, bevor man sie zur Behandlung empfehlen kann. Heilpilze gehören zu den vielversprechendsten Optionen, wenn es um ganzheitliche Vorbeugung und Behandlung von Störungen des Nerven- und Immunsystems geht. Wer das Reich der Pilze in Feld, Wald und Wiese erkundet, ist definitiv »gesund unterwegs«.

INFO

PILZE MIT ANTIDEPRESSIVA-POTENZIAL

- **Champignons:** Zucht-Champignon *(Agaricus bisporus)*, Brasilianischer Mandel-Egerling *(Agaricus brasiliensis)*
- **Cordyceps:** Chinesischer Raupenpilz *(Cordyceps sinensis)*, Puppen-Kernkeule *(Cordyceps militaris)*
- **Honiggelber Hallimasch** *(Armillaria mellea)*
- **Igelstachelbart** *(Hericium erinaceus)*
- **Kahlkopf-Spezies** *(Psilocybe semilanceata u. a.)*
- **Gemeiner Klapperschwamm** *(Grifola frondosa)*
- **Reishi:** Glänzender Lackporling *(Ganoderma lucidum)*, Flacher Lackporling *(Ganoderma applanatum)*
- **Seitlinge:** Brauner Kräuterseitling *(Pleurotus eryngii)*, Zitronengelber Seitling *(Pleurotus cornucopiae var. citrinopileatus)*
- **Shiitake** *(Lentinula edodes)*

Aus der Pilzapotheke

Pilze sind wahre Schatztruhen, was Nähr- und Wirkstoffe angeht. Wer häufig Pilze isst oder Pilzextrakt zur Nahrungsergänzung verwendet, profitiert von positiven Gesundheitswirkungen.

Pilze sind seit Urzeiten als traditionelle Heilmittel sehr populär und noch heute in vielen indigenen Naturapotheken zu finden. Bestes Beispiel: Ötzi, der Gletschermann, hatte vor 5300 Jahren getrocknete Fruchtkörper vom Birkenporling *(Fomitopsis betulina)* und Zunderschwamm *(Fomes fomentarius)* dabei – zwei bekannte Medizinpilze.

In jüngster Zeit sind Pilze in den Fokus der modernen Forschung gerückt. Heilpilze enthalten reichlich Ballast- und Mineralstoffe, Vitamine, Fettsäuren und gut verdauliche Proteine. Pilzmedizin kann Herz-Kreislauf-Krankheiten, Diabetes und Krebs vorbeugen. Spezifische Inhaltsstoffe vermitteln Immunstärkung/-modulation, Infektions-, Nieren-, Leber- und Nervenschutz, beeinflussen zentralnervöse Funktionen (Kognition, Gedächtnis, Stimmung), Vitalität, Schlaf und Sexualität günstig, wirken darm- und gewichtsregulierend. Ein Geschenk der Natur für Gesundheit und Langlebigkeit. Antidepressive Pilzmedizin ist durch und durch ganzheitlich.

Nährstoffe

Für die gesunde Küche haben Pilze einiges zu bieten: Suppe, Salat, Beilage, Hauptgericht, Würzmittel –

getrocknet, pulverisiert, gedünstet/sautiert, gekocht, gebraten, gegrillt. Manche Spezies enthalten bis zu 12 Prozent Mineralstoffe, vor allem Phosphat und Kalium, auch Spurenelemente wie Zink, Kupfer und Eisen. Bei den B-Vitaminen können sie fast mit Fleisch mithalten – gut für Blutbildung und Stimmung. Maitake, Pfifferlinge und Steinpilze enthalten auch Vitamin D_2. Pilze liefern hochwertiges Eiweiß mit allen essenziellen Aminosäuren. Hinzu kommen Kohlenhydrate und Fettsäuren. Manche Spezies wie Trüffel, Pfifferlinge und Steinpilze sind kulinarische Köstlichkeiten. Pilze sollten gut gegart werden, um zähe Fasern aufzubrechen. Zu viel Hitze zerstört Vitamine.

Steinpilze oder Pfifferlinge machen jedes Gericht zur leckeren Delikatesse.

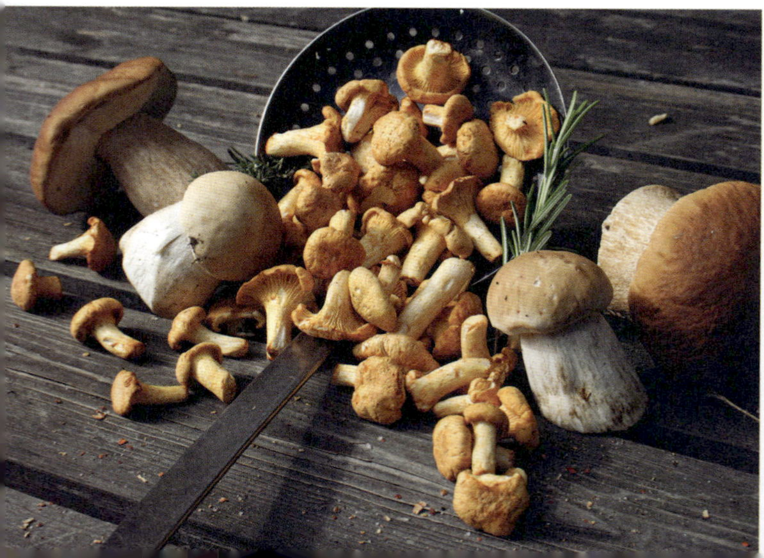

Antioxidanzien

Pilze produzieren verglichen mit Gemüse und Früchten reichlich antioxidative Stoffe. Antioxidanzien neutralisieren freie Radikale, die stressbedingt entstehen und Gewebe und Moleküle schädigen können. Freie Radikale im Übermaß gelten als pathologischer Faktor für Herz-Kreislauf-Erkrankungen, Krebs, Immunstörungen und Entzündungen. Studien haben gezeigt, dass Terpene und Phenole in Pilzen besonders wirksam sind. Terpene sind (flüchtige) Aromastoffe, die antientzündliche, muskelentspannende, nervenstimulierende und antibakterielle Wirkungen vermitteln. Diterpene in Igelstachelbart *(Hericium erinaceus)* fördern das Nervenwachstum, und Reishi enthält mehr als 300 Triterpene mit vielen günstigen Eigenschaften. Antioxidative Phenole in Fruchtkörpern, Myzel und Flüssigkulturen sind Tocopherole, Flavonoide, Carotenoide, Glycoside, Tannine u. a.

Ballaststoffe

Bezogen auf das Trockengewicht sind Pilze Spitzenreiter, was Ballaststoffe betrifft: Kettenmoleküle (Glucane, Chitin u. a.), die im oberen Darmtrakt unverdaulich sind. Sie erreichen fast unverändert den Dickdarm, wo sie wie Präbiotika von Bakterien verwertet werden. Sie sind ein gefundenes Fressen für die Darmflora, die maßgeblich das Immun-, Nervensystem und die Stimmung positiv beeinflusst. Igelstachelbart punktet mit ca. 65 Prozent Ballaststoffen, Reishi enthält sogar bis zu 85 Prozent.

Immun-Booster

In der Zellwand aller Pilze sind faserhaltige Komponenten zu finden, die das Immunsystem stimulieren und modulieren: langkettige, schwer verdauliche Zuckerverbindungen, insbesondere Beta-Glucane. Die Forschung hat sich intensiv mit Beta-Glucanen befasst. Die Stoffe aktivieren das angeborene Immunsystem und lösen passende Reaktionen aus, um Erreger aufzuspüren oder Ausschuss und Fremdstoffe zu eliminieren. Das schützt vor Krebs, infektiösen Bakterien und Viren. Um Beta-Glucane bioverfügbar zu machen, müssen Pilze erhitzt werden, damit die Zellwände aufbrechen. Kultivierter Igelstachelbart kann 10 Prozent, wilder Reishi bis zu 54 Prozent Beta-Glucane enthalten.

Stimmungs-Booster

Igelstachelbart *(Hericium erinaceus)*, Reishi *(Ganoderma lucidum)* und Cordyceps sind die Stimmungsmacher unter den Pilzen. Jede Spezies mit immunmodulierender Wirkung via Beta-Glucane beeinflusst die Vitalität und Stimmung günstig, wenn das Immunsystem unter Stress und Nährstoffmangel leidet. Gehirn und Immunsystem sind sehr gut vernetzt. Studien zufolge verbessern diese Pilze die Kognition und das Gedächtnis (nahrungsergänzend). In der chinesischen Medizin sind die wohltätigen

INFO

PILZ-GLOSSAR

- **Beta-Glucane** = in Zellwänden mit Chitin fest verbundene Kettenmoleküle
- **Fruchtkörper** = oberirdische, sichtbare Teile von Pilzen, meist mit Hut und Stiel, Sporokarp
- **Glucane** = langkettige, schwer verdauliche Zuckermoleküle (Polysaccharide); man unterscheidet Alpha- und Beta-Glucane
- **Myzel** = Gesamtheit aller Pilzfäden (Hyphen)
- **Polysaccharide** = kettenartig verbundene Zuckermoleküle, z. B. Stärke

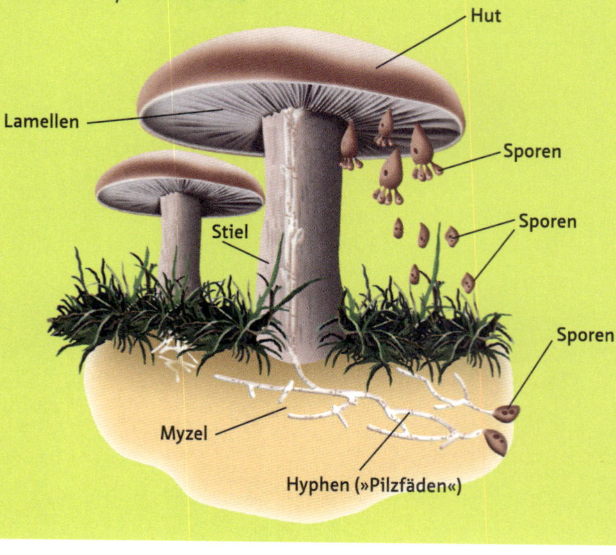

Wirkungen der drei Spezies seit Urzeiten bekannt: Stimmungsaufhellung, ausgeglichene Psyche, Vitalität und Stressresistenz. Reishi wirkt zudem schlaffördernd und beruhigend. Igelstachelbart gilt als hilfreich zum Schutz und zur Regeneration von Nervengewebe.

Pilz-Supplemente

- Nahrungsergänzende Pilzmedizin kann problemlos länger eingenommen werden.
- Nach ein paar Monaten sollte man die Pilzspezies wechseln. Das regt das Immunsystem an.
- Produktinfos sollten folgende Angaben enthalten: Spezies, Herkunft, Extrakt, Zubereitung, Anteile (in Prozent) Polysaccharide und Beta-Glucane/Terpene.

Hinweis!

Wildpilze, die nicht 100-prozentig sicher bestimmt sind, sollten niemals konsumiert werden! Es wird empfohlen, bewährte Bestimmungsbücher zu benutzen und sich von erfahrenen Pilzsammlern, die Pilze persönlich begutachten, beraten zu lassen.

Die beste Empfehlung: Nehmen Sie mit motivierten Pilzfans an Exkursionen in Feld, Wald und Wiese teil, mit kundiger Führung – ein Naturerlebnis für die ganze Familie.

Cordyceps – Puppen-Kernkeule

Cordyceps militaris

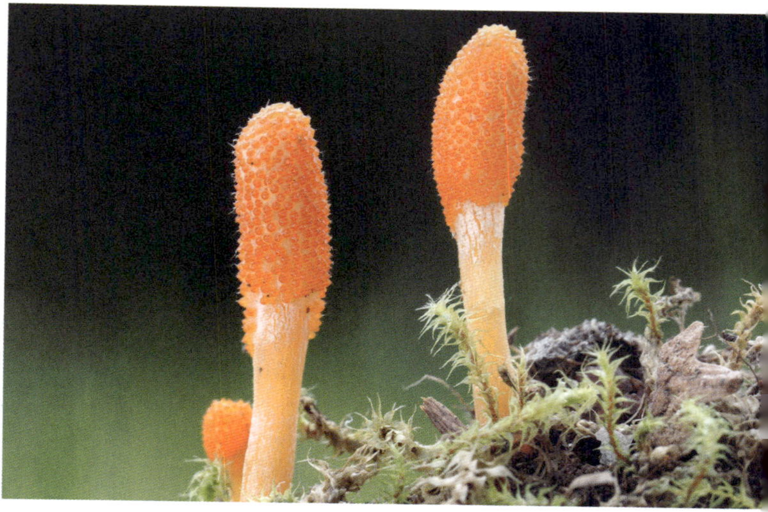

Der Cordyceps (»Raupenpilz«) gehört weltweit zu den populärsten Vitalpilzen. Er hat eine mehr als tausendjährige Anwendungshistorie. Wilder Cordyceps *(Ophiocordyceps sinensis, Cordyceps sinensis)* befällt eine Mottenraupe und zehrt diese komplett auf. Vor allem in Asien ist der Pilz lange bekannt. In China ist er als seltenes Kulturgut hoch angesehen und wurde früher mit Gold aufgewogen. Cordyceps vermittelt antientzündliche, antioxidative, blutzuckerregulierende, nierenschützende, krebshemmende und immunmodulierende Wirkungen.

Moderne Pilzprodukte nutzen auf Reis kultiviertes Myzel (Substrat) von *Cordyceps militaris*, der ähnliche Heileigenschaften wie die wilde Verwandtschaft hat. Cordyceps gilt als *Functional Food* zur Verbesserung der sexuellen Potenz, Vitalität und Ausdauer und wird auch als Energie-Booster für Sportler eingesetzt.
Befunde zur antidepressiven Wirksamkeit von Cordyceps stammen aus Studien mit Labortieren (2003–2021). Flüssigextrakte von *Cordyceps sinensis* besserten die Stresstoleranz und depressives Verhalten. Cordycepin in kultiviertem *Cordyceps militaris* beeinflusste stressbedingt depressives Verhalten günstig und wirkte antidepressiv – signifikant stärker als das Antidepressivum Imipramin! Ein Flüssigextrakt verringerte die Umsatzrate von Botenstoffen im Gehirn via Stressnetzwerk – eine antidepressive Wirkung. Es gibt klinische Studien hierzu in chinesischer Sprache.

▶ **Verkapseltes Pulver von kultivertem *Cordyceps militaris* ist via Internet erhältlich. Oft wird irreführend *C. sinensis* angegeben, was nicht zutrifft. Polysaccharide und Beta-Glucane sollten separat deklariert sein. Dosis: 2–5 Gramm (oder 1–2 Gramm Extrakt) zweimal täglich. Supplement: 300–400 Milligramm Extraktpulver pro Kapsel.**

Reishi – Glänzender Lackporling

Ganoderma lucidum

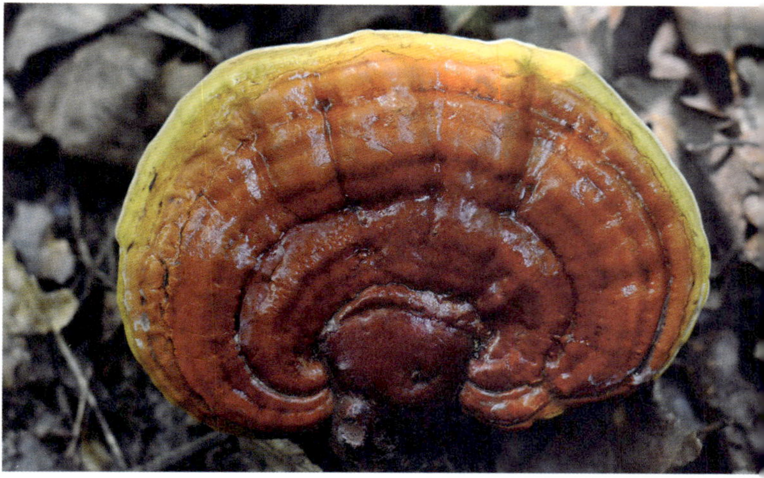

Pilze der Gattung Ganoderma (»glänzende Haut«) werden in Japan wegen des glänzenden Huts Reishi genannt. Es gibt weltweit ca. 80 Spezies, davon sind *G. lucidum, G. linghzi, G. sichuanense* und *G. sinense* im Handel erhältlich. Der Pilz befällt bevorzugt geschwächte oder abgestorbene Laubhölzer, ist auf Baumstümpfen und Wurzeln zu finden. Er zählt zu den traditionellen Heilmitteln und ist heute die Nummer eins der Pilzsupplemente. In China gilt Reishi *(lingzhi)* als »Pilz der Götter«, mächtiger Beschützer und Heiler für Körper und Geist. Die Liste der wohltätigen Wirkungen von Reishi ist beeindruckend lang: ein echtes Vitaltonikum.

Reishi wird als Mittel zur Beruhigung von Geist und Nerven sowie als Schlafhilfe geschätzt. Komplexe Immunwirkungen helfen bei Dauerstress, Schlaf- und Nährstoffmangel oder chronischen Erkrankungen. Sie tragen wirksam zur Homöostase des Nerven- und Hormonsystems bei und zur stabilen Stimmung. Studien mit Labortieren (2013–2021) zeigten, dass ein wässriger Myzelextrakt Symptome von Angst und Depression lindert und schwach krampflösend wirkt. Ein Reishi-Polysaccharid (PGL) wirkte bei Mäusen antidepressiv. Die Stresshormonspiegel sanken, Serotonin und Noradrenalin waren besser verfügbar, und die Nervenregeneration wurde angeregt. Zwei Reishi-Extrakte (*G. applanatum*, wässrig, alkoholisch) zeigten starke antidepressive, angstlösende und schmerzlindernde Wirkungen – potenzielle natürliche Antidepressiva. In der Praxis können Stimmungsstörungen mit Reishi-Teeextrakt (½ TL, zweimal täglich) gut behandelt werden, ebenso Burn-out und Fibromyalgie.

- **Verkapseltes Pulver (aus Myzel oder Fruchtkörper) ist via Internet erhältlich. Polysaccharide und Beta-Glucane (15–35 %) sollten separat deklariert sein. Dosierung: 1–3 Gramm Pulverextrakt täglich. Bei Erkältung, Ermüdung, als Nerventonikum bei Angst, Schlaf- und Stimmungsstörungen.**

Hericium – Igelstachelbart

Hericium erinaceus

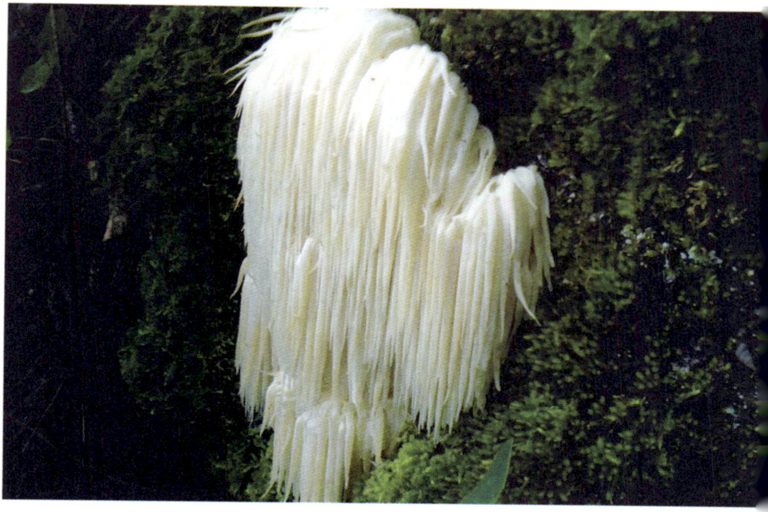

Der Heil- und Speisepilz Igelstachelbart *(Hericium erinaceus)* ist sehr gut untersucht, vor allem in Bezug auf das Nervensystem. Er gedeiht auf geschwächten oder abgestorbenen Laubhölzern (meist Eichen und Buchen), auf alten Baumstämmen und Stümpfen bei hoher Luftfeuchtigkeit. Fruchtkörper und Myzel sind antibiotisch, krebshemmend, antidiabetisch, vitalisierend, Blutdruck/Cholesterin regulierend und antientzündlich wirksam. Eine Wellnesskur für die Psyche.

Man hat 35 bioaktive Polysaccharide identifiziert, inklusive Beta-Glucane. Zudem hilfreiche Diterpene wie

Hericenone und Erinacine. Hericenone im Fruchtkörper stimulieren das Nervenwachstum und stabilisieren die Stimmung. Erinacine im Myzel schützen und regenerieren Nervengewebe. Studien untersuchten Zubereitungen von Igelstachelbart (2010–2020). Bei Labortieren waren zuverlässig antidepressive und angstlösende Wirkungen zu beobachten. In klinischen Studien profitierten Männer vom merklich besseren Gedächtnis. Bei Frauen wirkte Igelstachelbart angstlösend und antidepressiv, bei Übergewichtigen stimmungsaufhellend und schlaffördernd.

In China ist Igelstachelbart als *Functional Food*, Zugabe in Lebensmitteln, als Pulverextrakt in der Küche oder als Supplement omnipräsent. Ein bemerkenswerter Heilpilz. Ein köstlicher Gaumenschmaus.

- **Man findet den Pilz in Gemüse-/Kräuterläden oder auf Bauernmärkten. Verkapseltes Pulver (Myzelkultur) ist via Internet erhältlich. Polysaccharide und Diterpene/Erinacine sollten separat deklariert sein. Dosierung: 2 Kapseln (500–600 mg oder 1 TL) Pulverextrakt dreimal täglich.**

Psilocybe – psychoaktive Heilpilze

Psilocybe semilanceata

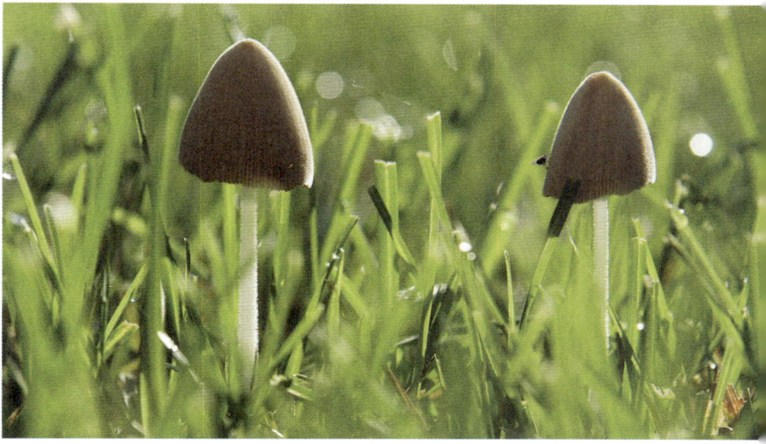

Psychoaktive Heilpilze wie Psilocybe *(Magic Mushrooms)* – oder das Mutterkorn (LSD) – sind außergewöhnliche Schöpfungen der Natur und seit Urzeiten im Heilmittelschatz der Menschheit zu finden, im religiös-kultischen und im psychotherapeutischen Kontext. Unsere Vorfahren glaubten, dass Pflanzen und Pilze die »Pforten der Wahrnehmung« öffnen und Verbindung mit den Göttern schaffen könnten. Man nennt sie deshalb *Entheogene* – also geeignet dazu, spirituelle Visionen, Begegnung mit göttlichen Wesen, Erfahrung der All-Einheit zu erwirken. Kraft Gesetz sind Psychedelika seit Jahrzehnten illegal und auch für die Forschung tabu. Alle verbotenen Psychedelika haben eine lange Vorgeschichte, was Heilanwendungen betrifft. Mittlerweile mehren sich Anzeichen für eine Renaissance solcher Stoffe. Vor allem schwer traumatisierte und depressive Menschen profitieren von Heilwirkungen. Psilocybin gilt als zukunftsweisende Option für die Therapie der schweren Depression.

Kahlköpfe mit Spirit

Psilocybe-Pilze sind klein bis mittelgroß und gedeihen saprophytisch auf vermodertem Gras oder Riedgras kombiniert mit Kuh-/Wild-Dung oder Holz-/Rindenstückchen. Die feuchten Hüte sind schleimig-klebrig und meist bräunlich. Der Hutüberzug lässt sich leicht entfernen. Die Stiele sind variabel, dünn oder dick und färben sich (gequetscht oder verletzt) manchmal blau. Die Anteile der psychoaktiven Alkaloide Psilocybin und Psilocin schwanken je nach Spezies, Erntezeitpunkt und Art/Dauer der Aufbewahrung: Psilocybin 0,3–1,4 %, Psilocin 0,2–0,6 %. Die wichtigsten Kahlköpfe:

- *Psilocybe semilanceata* – Spitzkegeliger Kahlkopf: USA, Europa; bevorzugt Kuhweiden
- *Psilocybe cubensis* – Kubanischer Kahlkopf: tropische Regionen; häufig kultivierter Pilz
- *Psilocybe cyanescens* – Blauender Kahlkopf: gedeiht auf Rindenmulch in Parks und Gärten
- *Psilocybe azurescens* – Stattlicher Kahlkopf; häufig auf Holzspänen kultiviert
- *Psilocybe caerulescens* – Azteken-Pilz: USA und Mittelamerika

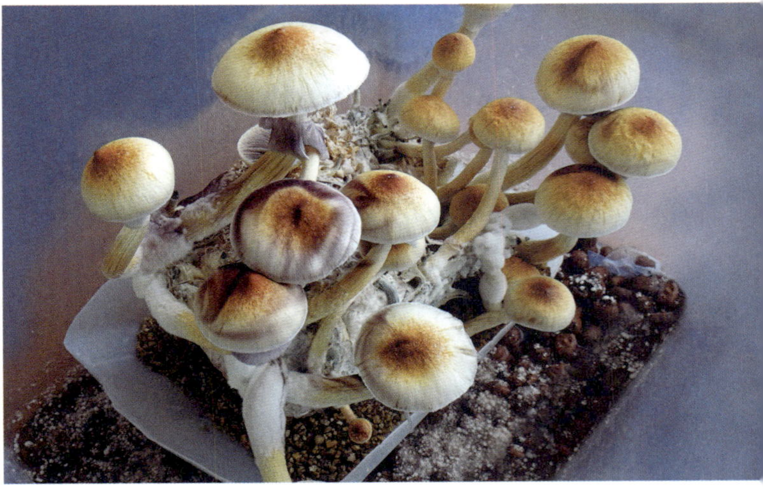

Kultivierte Kubanische Kahlköpfe (Psilocybe cubensis)

Ganzheitliche Antidepressiva

Psychedelische Wirkstoffe sind chemisch strukturverwandt, aktivieren Serotonin-Rezeptoren (z. B. 5-HT2A) und beeinflussen dieselben Hirnregionen (limbisches/retikuläres System, Hippocampus, Amygdala u. a.). Verglichen mit Psychedelika erscheinen moderne Antidepressiva, die auch auf Serotonin abzielen, als primitives Werkzeug. Depression kann mit Psychedelika im assistierten Therapiesetting einfacher, kostengünstiger und nachhaltiger behandelt werden. Die antidepressive Wirkung hält nach wenigen Anwendungen Wochen oder Monate an. Zudem werden Psychedelika in Bezug auf Risiken als sehr sicher eingestuft. Sie sind nicht suchterzeugend und aktivieren dieselben Neurorezeptoren wie Antidepressiva.

Psychedelika-Medizin wurde vor mehr als 100 Jahren bereits intensiv erforscht. Seit den 1960er-Jahren ist Psilocybin als illegale Droge eingestuft. Angesichts Millionen traumatisierter Patienten, die mit Antidepressiva nur unzureichend versorgt sind, gibt es Anlass zur Hoffnung. In den USA ist ein synthetisches Psilocybin zur Behandlung bei schwerer Depression bereits zugelassen.

Klinische Studien zeigten, dass mit nur zwei Dosierungen monatelange Beschwerdefreiheit erreicht werden kann (2018, 2019). Studien aus England ergaben, dass therapieresistente Depression mit Psilocybin plus Psychotherapie sehr erfolgreich zu behandeln ist: »Es

INFO

PSILOCYBE-MERKMALE

- **Sporenabdruck:** Die Sporen sind purpurfarben, dunkle oder helle Brauntönung.
- **Blaureaktion:** Stielbasis/-abschnitte oder der Hut verfärben sich blau, wenn der Pilz verletzt wird.
- **Hutbelag:** Der Überzug des Huts kann leicht entfernt werden.
- **Standort:** Weiden, Rindenmulch oder bodenständig im Schatten von Waldbäumen. Nicht auf Bäumen!

wäre möglich, viermal pro Jahr Psilocybin zu geben, statt jeden Tag Antidepressiva zu schlucken.« Eine Studie aus den USA verglich Psilocybin erstmals direkt mit einem Antidepressivum (Escitalopram) bei schwer depressiven Patienten (2021). Ergebnis: Psilocybin ist gleich wirksam und besser verträglich. Eine weitere randomisierte kontrollierte US-Studie bestätigte die hohe und anhaltende antidepressive Wirksamkeit von Psilocybin nach nur zwei Therapiesitzungen (2021).

Psychedelika öffnen den Blick hinter die Kulissen der materiellen Realität. Sie sind ein Werkzeug, das zur Heilung psychischer Störungen wirksam und verträglich beitragen kann. Der Plan für die Reise zum Ich, nichts weiter. Die Reise selbst beginnt nach dem Trip. Patienten profitieren nachhaltig von der psychedelischen Erfahrung und tiefen Einsichten in das eigene Selbst.

- **Psilocybinhaltige Pilze sind nicht zur Selbstmedikation geeignet. Von Do-it-yourself-Anwendungen wird abgeraten. Therapeutische Settings mit Psilocybin sind in Deutschland nicht etabliert. Wer sich für Psilocybin interessiert, sollte sich von qualifizierten Medizinern/Experten beraten lassen. Therapieempfehlungen basieren auf der Vorgeschichte und Befindlichkeit der Ratsuchenden. Psilocybin und Psilocin sind in Deutschland nicht verkehrsfähige, nicht rezeptierbare Stoffe. Jeglicher Umgang damit ist verboten – nicht aber der Konsum. Es gelten die rechtlichen Bestimmungen.**

Komplementäre Therapie

Als komplementäre Therapien werden alle Behandlungsformen bezeichnet, die zusätzlich zu anderen Therapien eingesetzt werden. Es gibt unzählige, vorzugsweise naturheilkundliche Verfahren, die sich als nützliche Ergänzung anderer Therapien bewährt haben. Hier gilt: Diejenigen Mittel, die Ihnen zusagen, bei denen Sie positive Wirkungen bemerken, und die Ihnen guttun, sind die für Sie passenden Mittel. In der Regel sind sie gut verträglich und einfach anzuwenden – wenn sich Ihre Stimmung aufhellt, umso besser.

Aromatherapie

Das Leben des Menschen spielt sich buchstäblich in Duftwolken ab. Von der Wiege bis zur Bahre begleiten uns die unterschiedlichsten Gerüche. Das wurde in früheren Zeiten bewusster wahrgenommen als heute. Insbesondere für das spirituelle Leben der Menschen hatten die passenden aromatischen Düfte große Bedeutung. Im zentralen Nervensystem gibt es vielfältige Verschaltungen für Geruchsinformationen, etwa zur Riechrinde, zum Hypothalamus und zum limbischen System. Der Hippocampus sorgt für die Abspeicherung von Geruchswahrnehmungen im Gedächtnis. Verbindungen von Gerüchen mit Gefühlen und Motivationen werden im limbischen System geknüpft, gelangen in den Mandelkern, den Hypothalamus und in das Vorderhirn.

INFO

STIMMUNGSMACHER: AROMATHERAPIE

Gegen Frustration und negative/gedrückte Stimmung
3 Tropfen Bergamotteöl, 2 Tropfen süßes Orangenöl, 1 Tropfen Neroliöl in eine Duftlampe geben.

Entspannungsbad
5 Tropfen Majoranöl, 2 Tropfen Orangenöl, 3 Tropfen Lavendelöl auf 10 Milliliter Olivenöl ins Badewasser geben.

Seelenparfum
Je 4 Tropfen Irisöl (1 % in Weingeist oder 1 Tropfen pur) und Sandelholzöl, 1 Tropfen Jasminöl, 2 Tropfen Rosenöl auf 10 Milliliter Jojobaöl – die Mischung zwei Wochen ausreifen lassen.

Muntermacher
1 Tropfen Ingweröl und 1–2 Tropfen Zitronenöl auf 10 Milliliter Sesamöl als morgendliches Körperöl.

Einschlafhilfe
Je 2 Tropfen Kamillenöl römisch und Neroliöl in eine Duftlampe geben.

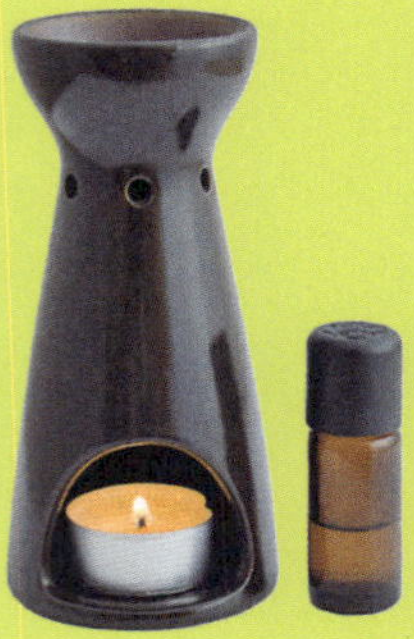

Aus der Komplexität pflanzlicher Wirkstoffe in ätherischen Ölen ergibt sich, dass sie beispielsweise gleichzeitig schmerzlindernd, antibiotisch, antiseptisch, hautregenerierend, ausgleichend, krampflösend, entspannend, beruhigend oder stimulierend wirken können. Ätherische Öle vermitteln somit im besten Sinne ganzheitliche Wirkungen. Duftreize beeinflussen unterschiedliche Körperfunktionen: Blutdruck, Herzfrequenz, Atmung, die Speichel- oder Schweißabsonderung und die Psyche (Beruhigung oder Aktivierung), endokrine Drüsen, Gefühle, Emotionen und Triebe.

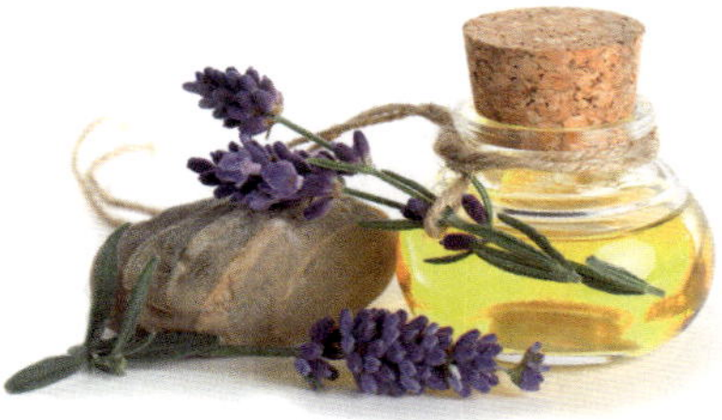

Studien zufolge können Sie bei der Anwendung von Aromaölen als Inhalation beispielsweise mit Lavendelöl stressreduzierende und gleichzeitig aktivierende Effekte erwarten. Stimmung und Ängstlichkeit bessern sich mit einer Kombination von Lavendel- und Rosmarinöl. Angenehme Düfte verringern insbesondere bei Frauen Anspannung, Depression und psychische Belastungen. Viele Anwender von angenehm duftenden Aromaölen berichten über bessere Stimmung, höhere Belastbarkeit und weniger Gesundheitsprobleme.

Homöopathie

Die Homöopathie ist ein Heilsystem, das von dem deutschen Arzt Samuel Hahnemann (1755–1843) entwickelt wurde. Homöopathische Mittel sind die sichersten Heilmittel, die wir kennen. Sie können sogar bei Säuglingen und kleinen Kindern eingesetzt werden. Trotz der Skepsis der wissenschaftlichen Medizin gibt es unzählige Hinweise darauf, dass Homöopathie bei Mensch und Tier wohltätig wirksam ist. Dennoch ist die Homöopathie nach wie vor umstritten: Man ist dafür oder dagegen.

TIPP

Antidepressive Homöopathika

- *Natrium muriaticum: Bedürfnis nach Alleinsein, unbearbeitete Trauer, Untröstlichkeit*
- *Sepia: Bedrückung, Überforderung, Ängstlichkeit*
- *Pulsatilla: stark schwankende Stimmung, Weinerlichkeit*

An einer Studie (2016) waren 710 Patienten mit Angststörungen und Depression beteiligt. Sie wurden entweder nur mit Psychopharmaka oder begleitend homöopathisch behandelt. Die Ergebnisse zeigten, dass die zusätzlich homöopathisch behandelten Patienten weniger Psychopharmaka benötigten und sich tendenziell stärker gebessert fühlten als konventionell behandelte Patienten.

Nichts spricht dagegen, bei Depression einen homöopathischen Heilversuch zu unternehmen. Mehr als für andere Therapien gilt für die Homöopathie das geflügelte Wort »Wer heilt, hat recht« und die Erfüllung der Forderung von Florence Nightingale für Heiler: »Regel Nummer eins: Du sollst nicht schaden.«

Akupunktur

Die Akupunktur gehört zu den Heilverfahren der Traditionellen Chinesischen Medizin (TCM). Mit feinen Nadeln werden Triggerpunkte auf der Körperoberfläche stimuliert, die gemäß dem Yin-Yang- und Meridiankonzept bestimmte Wirkungen auslösen sollen. Im Westen ist die Akupunktur mittlerweile seit Jahrzehnten als Komplementärtherapie, insbesondere bei Schmerzzuständen, etabliert. In China und auch in Russland wird die Elektroakupunktur vielfach zur Behandlung nervöser Erschöpfung und Depression benutzt.
Eine wichtige Analyse (2016) befasste sich mit der Wirksamkeit der Akupunktur bei depressiven Patienten. 18 Studien wurden berücksichtigt (jeweils 20 bis 160 Teilnehmer), 11 davon berichteten über die Monothe-

Akupunktur kann zur Aufhellung der Stimmung gut wirksam sein.

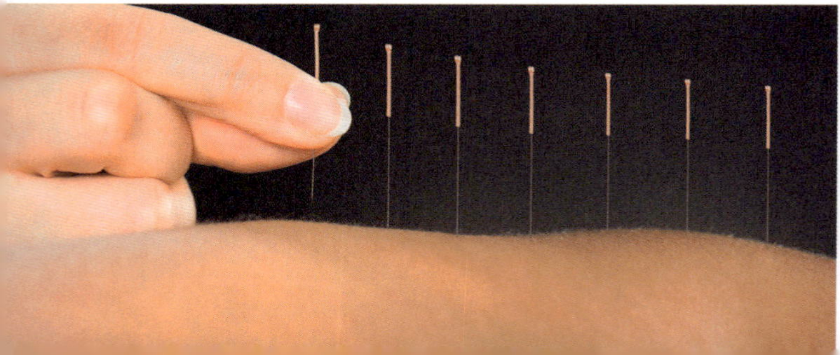

rapie mit Akupunktur. In manchen Studien wurde eine Remission der Patienten beobachtet. Im Vergleich mit Antidepressiva schnitt die Akupunktur nicht besser ab. Kombiniert behandelte Patienten profitierten mehr als ausschließlich mit Antidepressiva behandelte Patienten. Insgesamt gab es dennoch eine (nicht signifikante) Tendenz für positive Wirkungen der Akupunktur. Verträglichkeitsprobleme waren nicht zu beobachten.

Lichttherapie

Die Lichttherapie (Fototherapie) ist vor allem zur Behandlung saisonal abhängiger affektiver Störungen (SAD) wie der Herbst-/Winterdepression geeignet. Wenn jahreszeitlich abhängig depressive Symptome bemerkbar sind, kann eine Bestrahlung mit einer hellen Lampe die Stimmung verbessern. Etwa 30 bis 60 Minuten lang, morgens oder abends, setzt sich der Betroffene der Lichtstrahlung aus. Gelegentlich wird eine Besserung bereits nach einigen Tagen bemerkt. Es kann aber auch Wochen dauern, bis die gewünschte Wirkung eintritt.
In der Praxis zeigte sich, dass 60 bis 80 Prozent der Teilnehmer von der Lichttherapie profitieren.
Nebenwirkungen der Lichttherapie sind unter anderem Kopfschmerz durch Augenstress oder Trockenheit der Bindehaut am Auge beziehungsweise der Nasenschleimhaut. Zu viel Licht kann mitunter Symptome hypomanischer Episoden (bipolare Erkrankung) provozieren, etwa Reizbarkeit, Schlafstörungen oder gehobene Stimmung.

Schlafkuren

Schlafstörungen sind ein Attribut der Depression. Erholsamer Schlaf wirkt hingegen regenerierend und verjüngend, verbessert das Gedächtnis und Denkvermögen, reguliert den Energiestoffwechsel und stabilisiert die Psyche. Darauf müssen depressive und bipolare Patienten in der Regel verzichten. Schlafstörungen sind bei echten psychischen Erkrankungen wie Depression, bipolare Störungen (Manie/Depression) oder Schizophrenie fast immer vorhanden.
Oft wird zunächst die Schlafstörung angesprochen, dann erst die schwer gedrückte Stimmungslage. Dies führte unter anderem dazu, dass man sich mit der Möglichkeit von Schlafkuren befasst hat. Tatsächlich kann etwa Schlafentzug die depressive Stimmungslage deutlich verbessern.

Schlafentzug

Für die Akutbehandlung depressiver Episoden kann Schlafentzug eine Alternative darstellen. Sowohl totaler Schlafentzug als auch teilweiser Schlafentzug in der zweiten Nachthälfte ab etwa 1:30 Uhr wirken sich günstig auf die Stimmung aus. Der verlängerte Wachzustand beeinflusst die Balance der Neurotransmitter im Gehirn günstig. Wer am ausgeprägten Morgentief leidet, spricht besser auf Schlafentzug an als Betroffene ohne deutliche Tagesschwankungen der Stimmungslage.

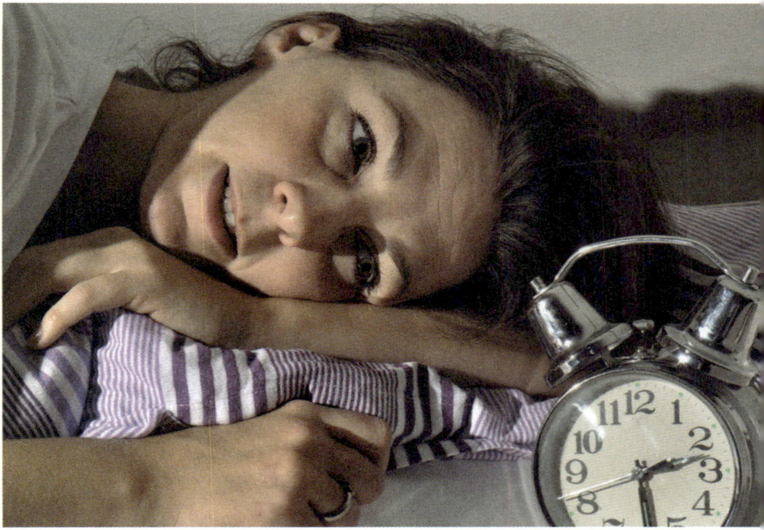

Schlafentzug ist kurzfristig sehr gut antidepressiv wirksam.

Schlafentzug ist eine der wenigen Therapieoptionen, die bei depressiven Patienten die Stimmung, den Antrieb und das Denken rasch verbessern. Bei etwa zwei Drittel der behandelten Patienten kommt es nach der durchwachten Nacht zu einer Stimmungsverbesserung am Morgen. Diese Wirkung hält aber meist nur einen, maximal zwei Tage an.

Nachteile sind das erhöhte Risiko eines Stimmungsumschwungs in die Manie (bipolare Erkrankung) und Müdigkeit am Nachtag. Häufig kommt es bereits nach der nächsten durchschlafenen Nacht zum depressiven Rückfall.

Schlafphasenvorverlagerung

Studien mit depressiven Patienten zeigten, dass nach erfolgreichem Schlafentzug kurze Schlafepisoden tagsüber und kurzes Einnicken in der Nacht die Stimmung des Betroffenen deutlich verschlechtern. Man versuchte deshalb, durch eine Verlagerung des Schlafzeitpunkts die Stimmung über einen längeren Zeitraum zu stabilisieren. Es zeigte sich, dass insbesondere Vormittagsschlaf eine depressive Wirkung hat.

Um Schlaf während dieser »kritischen Phase« zu vermeiden, wird Schlafentzug mit einer Vorverlagerung der Schlafphase um sechs Stunden kombiniert (Schlafphasenvorverlagerung). In den nachfolgenden Nächten wird dann die Schlafphase um jeweils eine Stunde an den ursprünglichen Zeitpunkt der Schlafphase angenähert: Vorverlagerung des Schlafs von 23:00 Uhr auf 17:00 Uhr; nach sechs Tagen wird der ursprüngliche Schlafzeitpunkt 23:00 Uhr wieder erreicht. Bei mehr als 60 Prozent derjenigen, die auf Schlafentzug positiv reagieren, kann durch Schlafphasenvorverlagerung die Stimmung stabilisiert werden.

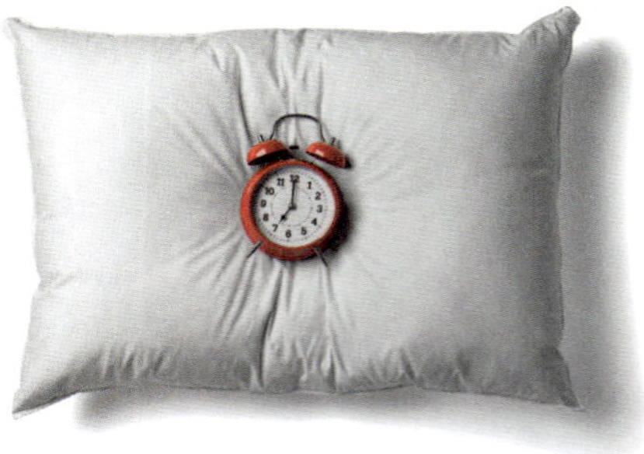

Stressabbau

Depression ist purer Stress. Gute Möglichkeiten, Stress zu bewältigen, bieten zahlreiche Entspannungsmethoden. Wer es sich leisten kann, bucht eine längere Kur, um sich vom Alltagsstress zu erholen. Viele Menschen entscheiden sich auch für Gymnastik oder Yoga ein- bis zweimal pro Woche. Für die Entspannung zwischendurch empfehlen sich beispielsweise die Progressive Muskelrelaxation nach Jacobson oder das autogene Training.

Autogenes Training

Das autogene Training ist eine Entspannungsmethode, bei der der Anwender selbst bestimmt, wann er die Erholungsphase selbsthypnotisch erzeugter Entspannung herbeiführt und wann er sie wieder beendet. Autogenmeditative Selbstversenkung ist eine Auszeit vom Alltagsstress, ein wohltuendes Erlebnis für Körper und Geist. Je häufiger Sie diese Selbstversenkung genießen, desto mehr profitieren Sie von Ausgeglichenheit und vom gesunden Gleichgewicht von Körper und Seele. Autogenes Training kann praktische Lebenshilfe, Mittel zur Stressbewältigung und zur Selbsterkenntnis, Vorbeugung und Therapie sein. Ein Erfolgsrezept, das man sich selbst verordnet. Denken Sie positiv! Sie schaffen es! Das Denken kreist häufig um selektive Wahrnehmungen von negativen Ereignissen und Erfahrungen. Wir reagieren schnell mit Verallgemeinerungen, neigen möglicherweise zur Übertreibung und sprechen von Katastrophen. Am Ende beziehen wir dann alles auf uns. Wünsche werden zu absoluten Forderungen erhoben: Wir »wollen« nicht, sondern wir »müssen«, heißt es dann. Wozu dieser Erfolgsdruck? Das Gehirn bewertet nicht, es lernt einfach. So sammeln sich viele negative Gedanken, Sorgen und Befürchtungen im Gedächtnis, die unsere Stimmung trüben und unser Handeln beeinflussen. Aus Studien weiß man, dass solche »Negativprogramme« auf Dauer krank und depressiv machen.

Autogenes Training kann in fast jeder Körperhaltung ausgeführt werden: im Liegen, im Sitzen und sogar im Stehen. Für den Anfänger ist die Liegeposition zunächst die beste Wahl.

Autogenes Training ist eine der einfachsten und wirksamsten Entspannungsmaßnahmen.

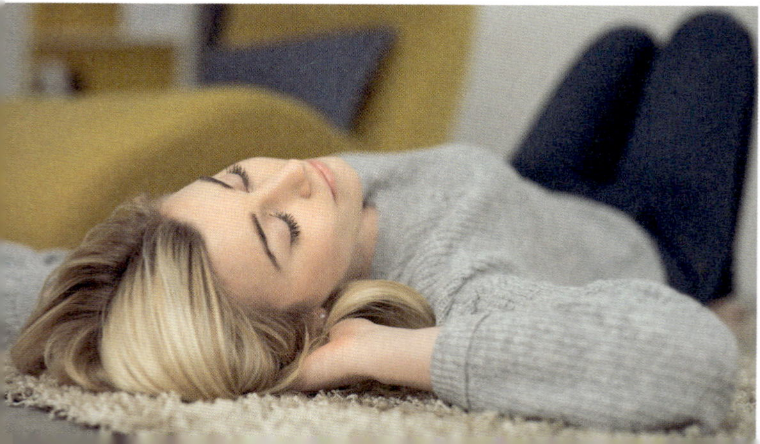

Die Grundstufe des autogenen Trainings ist das Fundament der konzentrativen Selbstentspannung (»Ich bin ganz ruhig.«). Das Originalsystem sieht sechs Schritte vor, die zur wirksamen Entspannung führen. Mit regelmäßiger Übung erreicht man folgende Ziele:

1. Entspannung der Muskulatur: Schwereübung (»Arme und Beine schwer«)
2. Entspannung des Gefäßsystems: Wärmeübung (»Arme und Beine warm«)
3. Erlebnis der Atembewegung: Atemübung (»Es atmet mich.«)
4. Erlebnis der Herzaktion: Herzübung (»Mein Herz schlägt ruhig und regelmäßig.«)
5. Erlebnis der Bauchwärme: Sonnengeflechtsübung (»Sonnengeflecht strömend warm«)
6. Entspannung der Kopfregion: Stirnkühleübung (»Stirn angenehm kühl«)

In der zweiten Stufe des autogenen Trainings werden positive Vorsatzformeln benutzt. Ihre persönlichen Formeln wirken vor allem dann, wenn Sie das Problem und die Problemlösung knapp auf den Punkt bringen: »Zuversicht und Mut – tun mir immer gut.« Je einfacher und präziser Ihre Formel, je monotoner Ihr innerer Formelgesang klingt, desto besser dringen die Positivbotschaften in Ihr Unterbewusstsein vor. Bei Schlafproblemen würden Sie formulieren: »Schlaf gleichgültig – Ruhe wichtig.« Verwenden Sie nur die Präsensform für Ihre Formelvorsätze: »Ich schaffe es« oder »Ich bin mutig«. Sie wissen, dass im autogenen Training alles **ist** und nichts »wird«. Ihre Erfolgsformel lautet: »Ich gehe meinen Weg – energisch und selbstbewusst.« Autogenes Training funktioniert immer. Probieren Sie es aus!

Progressive Muskelrelaxation

Die Tiefenmuskelentspannung nach Edmund Jacobson (1888–1983), auch als Progressive Muskelrelaxation bekannt, kann durch gezielte Aktivierung und Anspannung verschiedener Muskelpartien sehr entspannend wirken. Abwechslung von Konzentration, Spannung und Entspannung verbessert auch die Körperwahrnehmung. Mit zunehmender Übung lernen Sie, die Muskulatur bewusst zu entspannen. Ist ein verspannter Muskel erst einmal gelockert, bessern sich häufig auch körperliche und psychische Unruhezustände.
Die Übungen können überall durchgeführt werden, zu Hause, unterwegs oder am Arbeitsplatz. Wichtig ist, dass Sie eine bewusste muskuläre Anspannung erreichen, wobei die nachfolgende Entspannungsphase deutlich länger sein sollte. Achten Sie auf alle Empfindungen während der Übungen. In welcher Reihenfolge die Übungen ausgeführt werden, bleibt Ihnen überlassen.
Wenn Sie Übungen im Sitzen ausführen, achten Sie darauf, dass Sie hinten abgestützt sind, möglichst auch am Kopf. Die Arme liegen locker auf den Oberschenkeln oder auf den Armlehnen des Stuhles. Beide Beine stehen

angewinkelt auf dem Boden. Die Augen sind geschlossen. Beginnen Sie mit der rechten Hand: Ballen Sie sie zu einer Faust und halten Sie die Spannung etwa zehn Sekunden, nicht verkrampfen. Atmen Sie gleichmäßig. Konzentrieren Sie sich darauf, wie Ihre Faust sich in diesem Zustand anfühlt. Nach zehn Sekunden lösen Sie die Spannung, spüren nach und ruhen sich 30 Sekunden aus. Genießen Sie die Lockerung, die Wärme und die Entspannung. Dann folgt die nächste Muskelgruppe, die linke Hand ist an der Reihe. Nach diesem Muster von Anspannung und Entspannung werden alle Muskelgruppen einmal bewusst aktiviert.
Die Übungen können mehrmals wiederholt werden, je nachdem, wie viel Zeit Sie sich nehmen. Die Muskelrelaxation wird so abgeschlossen: Sie strecken sich, bewegen die Arme, atmen tief durch und öffnen die Augen – ein belebendes Gefühl.

Die Progressive Muskelrelaxation wirkt sehr gut stressmindernd.

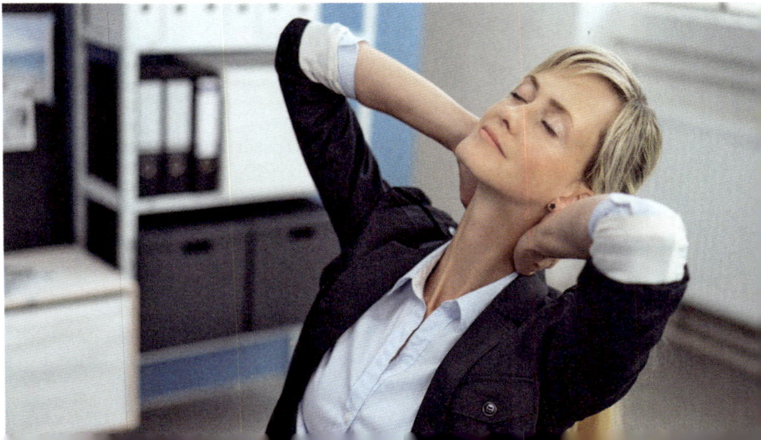

Yoga

Yoga ist immer eine gute Wahl, wenn Sie etwas für sich tun wollen. Jeder Mensch kann Yoga lernen und wird von seinen positiven Wirkungen profitieren. Yoga ist ein jahrtausendealter ganzheitlicher Weg zu Gesundheit, Geschmeidigkeit des Körpers, zu mehr Entspannung und Lebensqualität.

Yoga kommt aus Indien und ist ursprünglich auch spirituelle Lebensphilosophie. Im Westen stehen die Vorteile für Gesundheit und Wohlbefinden im Vordergrund, obwohl Yoga mehr ist als Fitness und Körpertraining. Konzentrationsvermögen, Gelassenheit und innere Einkehr sind gleichermaßen erwünschte Übungseffekte wie die Balance von Körper und Seele. Insbesondere Hatha-Yoga ist sehr populär.

Durch Atemübungen sowie Meditation und Konzentrationshaltungen (Asanas) verbessern sich der Gleichklang von Körper, Geist, Seele und Atem. Die Zielvorgabe ist die nachhaltige Steigerung der Vitalität.

Grundsätzlich führt Yoga zu günstigen Wirkungen, sowohl der Körper als auch die Psyche profitieren. Yoga kann zur Besserung von Beschwerden beitragen, etwa bei Herz-Kreislauf-Erkrankungen, Bluthochdruck, Schlafstörungen, Nervosität, chronischen Kopfschmerzen oder Rückenschmerzen.

Durch Yogaübungen werden Kraft, Flexibilität, Gleichgewichtssinn und Muskelausdauer trainiert. Die Aktivierung der Muskeln, Sehnen und Blutgefäße verbessert die

Durchblutung. Die Rückenmuskulatur wird gekräftigt, was wiederum die Körperhaltung stabilisiert. Yoga hat auf viele Menschen beruhigende ausgleichende Effekte und wirkt stressmindernd.

Meditation

Meditation erwies sich als hilfreiches Verfahren, um Depressionen zu bewältigen. Schon nach einigen Wochen Mantra-Meditation oder Transzendentaler Meditation besserten sich Stimmungsstörungen der Betroffenen. Wer dabeiblieb, profitierte noch nach Monaten von der gebesserten Stimmungslage.
Grundlage der Meditation ist die Konzentration oder Fokussierung auf einen gedanklichen Gegenstand (etwa ein bestimmtes Wort/Mantra) – letztendlich die Versenkung in das Zentrum des inneren Selbst.
Wie zu erwarten, können Sie nur durch regelmäßige Übung nach Monaten und Jahren zu anhaltend günstigen Ergebnissen kommen: Gelassenheit, Ausgeglichenheit, stabile Stimmung und eine Balance von Körper und Geist.

Achtsamkeits-Meditation

Man konzentriert sich hierbei auf die eigenen Gefühle und Gedanken, folgt ihnen in die Tiefe, spürt ihnen nach. Die westliche Medizin betrachtet diese Meditationsform als sehr wirksam in Bezug auf Verspannung, Angst und Depression.

Atemmeditation

Der Atem ist ein Symbol für Empfindungen, Worte und Bilder, die auftauchen und wieder verschwinden. Durch Atemmeditationen können Sie negative und überflüssige Gedanken reduzieren und das Konzentrationsvermögen verbessern. Führen Sie die Atemmeditation regelmäßig durch – am besten einmal täglich. Wie lange Sie sich dafür Zeit nehmen, bleibt Ihnen überlassen. 10 bis 20 Minuten sollten Sie einplanen.

INFO

AUSDAUERTRAINING: ANTIDEPRESSIV UNTERWEGS

Laufen, Joggen und Konditionstraining machen glücklich! Die Wissenschaft hat keine Zweifel, dass die Psyche vom Ausdauertraining profitiert: Der Serotoninspiegel im Blut steigt, die Stimmung ebenfalls. Ausdauersport hilft also bei depressiver Verstimmung. Mit regelmäßiger Bewegung kann Stress wirksam bekämpft werden, da die Hormonspiegel von Adrenalin und Cortisol im Blut sinken. Selbst Angstsymptome lassen sich durch Ausdauertraining erfolgreich bekämpfen. Gute Kondition verbessert das Selbstbewusstsein, das Denkvermögen und die Gedächtnisleistung. Die antidepressive Wirkung von Bewegung ist in vielen Studien überzeugend belegt.

Heilkünste

Musik, Malerei und Dichtung können Wege zur Transformation psychischer Ausnahmezustände sein. Viele große Künstler, die unsterbliche Werke schufen, wurden lebenslang von heftigen Gefühlsstürmen heimgesucht und fanden im kreativen Schaffen Möglichkeiten zur Bewältigung ihres emotionalen Chaos. Hierzu zählen etwa der Komponist Robert Schumann, der Maler Vincent van Gogh und die Dichterin Sylvia Plath oder der Autor Ernest Hemingway.

Musik

Bei der aktiven Musiktherapie kann der Patient unter der Anleitung des Therapeuten auf verschiedenen einfachen und klangvollen Musikinstrumenten improvisieren, singen oder sich zur gespielten Musik bewegen – oder er lässt Musik hörend auf sich wirken und teilt seine Empfindungen und Gefühle mit dem Therapeuten.
Musikalische Aktivitäten können allein oder in der Gruppe ausgeführt werden. Die Musiktherapie unterstützt etwa die Erkundung der eigenen kreativen Möglichkeiten, sie kann zur Entdeckung und Vertiefung der eigenen Gefühlswelt sowie zur Intensivierung der Körperwahrnehmung beitragen. Musik ist eine »direkte Sprache des Gefühls«, die allen Menschen zur Verfügung steht und die Fähigkeit der Kommunikation mit anderen Menschen verbessert.

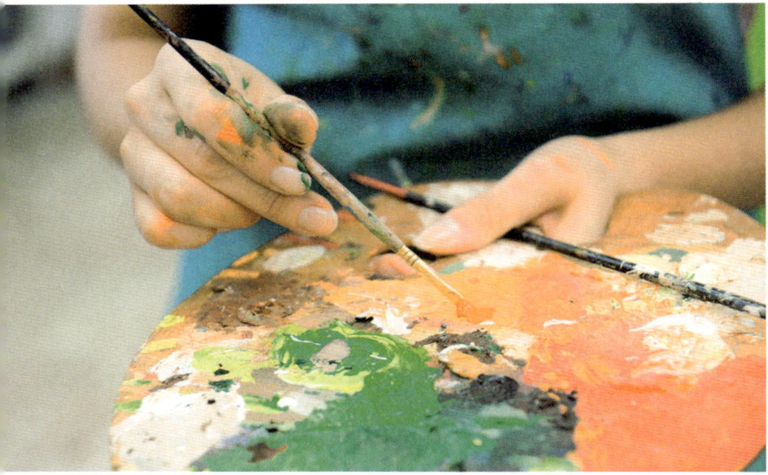

Malen aktiviert das kreative Potenzial und hilft dabei, eine Depression zu bewältigen.

Bildende Kunst

Die Kunsttherapie – Malen, Zeichnen beziehungsweise bildnerische Gestaltung – ist eine der besten Möglichkeiten, die Kreativität zu fördern oder anzuregen und die eigenen Gefühle, bewusste und unbewusste Probleme für sich selbst und andere sichtbar zu machen. Viele Einrichtungen bieten Kunsttherapie an. Farbe, Form und Struktur eines Bildes sagen oft mehr über die Befindlichkeit und den Seelenzustand eines Menschen aus als viele Worte. Patienten können in der Malgruppe eigene Bilder schaffen oder gemeinschaftlich an Kunstwerken arbeiten.

Schreiben

Für manche depressive Patienten gehört das »Tagebuch« zur Alltagsroutine, um Gedanken und Gefühle in schriftlicher Form zu »bannen« – und dem eigenen Zustand den Schrecken zu nehmen. Emotionen und Erlebnisse in Worte zu fassen, kann ein fast magischer Akt der Katharsis sein und große Erleichterung bringen. Wer sich dazu entschließt, beschäftigt sich mit der Heilung der eigenen Seele – es ist der Prozess des Schreibens, nicht das Produkt, das Wunder bewirkt. Seelenpein fließt in poetische Bildbeschreibungen ein, und oftmals verschwinden Angst und Depression, sobald sie sich in Sätze auf dem Papier verwandelt haben. Das Gedicht, das aus einem inneren Drang heraus entsteht, zähmt die Dämonen der Dunkelheit.

Psychotherapie

Es gibt zahlreiche psychotherapeutische Methoden, die eine wertvolle, in vielen Fällen unverzichtbare Ergänzung der antidepressiven Therapie sind. An erster Stelle stehen die medizinische Beratung im ärztlichen Gespräch, die umfassende Information über die depressive Erkrankung für alle Beteiligten (Patienten, Angehörige, soziales Umfeld) sowie die maßgeschneiderte psychotherapeutische Begleitung für den Betroffenen – insbesondere in beschwerdefreien Phasen.

Basispsychotherapie

Das ärztliche Gespräch (Basispsychotherapie oder stützende beziehungsweise supportive Psychotherapie) ist das am häufigsten angewandte Verfahren – das Gespräch mit dem Betroffenen, mit Angehörigen, Eltern, Lehrern, Psychologen, Pflegepersonal oder Sozialarbeitern.

Im Vordergrund steht die menschliche Nähe zum jeweiligen Gesprächspartner. Verständnisvolles Zuhören ohne Zeitdruck und eine Atmosphäre gegenseitigen Vertrauens sollten Grundelemente des Dialogs sein: Der Patient kann vielleicht zum ersten Mal über seine Probleme und über Beschwerden durch seine Erkrankung berichten, möglicherweise aus zwischenmenschlicher Isolation herauskommen und dadurch große Entlastung, Entspannung und Beruhigung erfahren.

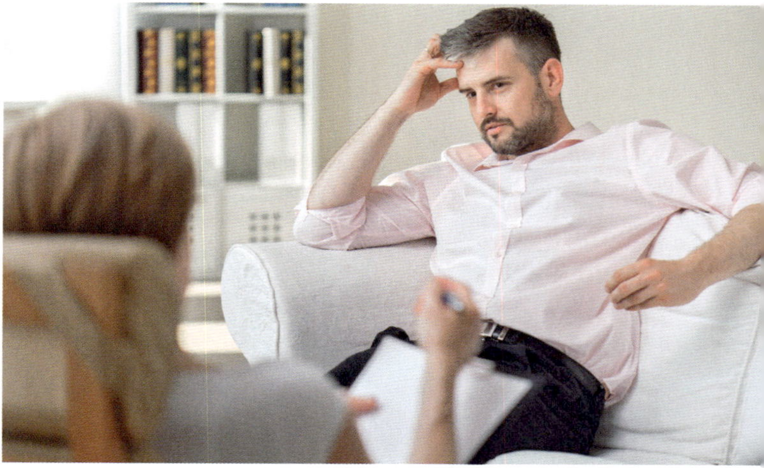

Ein vertrauensvoller Gesprächspartner hilft dabei, die Depression zu bewältigen.

Im Gespräch soll der Betroffene auch darüber informiert werden, dass seine Probleme oder Symptome zwar individuell sind, aber doch in einem größeren Zusammenhang (etwa einer Erkrankung oder eines psychischen Verhaltensmusters) stehen, der mit unterschiedlichen Mitteln erfolgreich beeinflussbar ist. Der Therapeut wird darüber hinaus versuchen, die geschilderten Probleme zu analysieren, Symptome in Zusammenhang mit Situationen und biografischen Informationen zu sehen, Auslöser oder Verstärker zu identifizieren und über Änderungsmöglichkeiten nachzudenken. Das Ziel sollten Lösungsmöglichkeiten sein, die die Sichtweise des Patienten respektieren.

Tiefenpsychologie/Psychoanalyse

Die psychoanalytische Therapie beruht auf der Persönlichkeits- und Krankheitslehre der Psychoanalyse, die von Sigmund Freud (1856–1939) begründet wurde. Basis dieses Konzepts ist die Vorstellung, dass unbewusste Konflikte zu Störungen der psychischen Entwicklung beitragen und im späteren Leben viele Probleme heraufbeschwören, die nicht oder nur unzureichend bewältigt werden. Unverarbeitete, »neurotische« Konflikte entstehen, die – häufig verdrängt – Ausgangspunkt psychischer Störungen und körperlicher (psychosomatischer) Krankheiten sein können.

Die Psychoanalyse benutzt das Gespräch, in der Regel zwischen Patient (Klient) und Therapeut. Es gibt aber auch Gruppen- und Familientherapien. Am Anfang steht der Aufbau einer vertrauensvollen Beziehung, die Anerkennung der individuellen Eigenart und des Schicksals des Einzelnen, die Wertschätzung seiner Möglichkeiten und Bewältigungsleistung und die möglichst vorurteilsfreie Offenheit für die Probleme, Ängste und Konflikte des Hilfesuchenden. Der Therapeut erkundet Problemsituationen, die den Hintergrund einer Erkrankung bilden. Unbewusste Konflikte können zunehmend deutlicher und bewusst erlebbar gemacht werden. Innere Widersprüche, irrationale Ängste, psychische Verletzungen und Frustrationen werden thematisiert und bearbeitet, neue Überzeugungen und Lösungsmöglichkeiten gefunden.

Verhaltenstherapie

Die Verhaltenstherapie versucht, störende Verhaltensmuster oder Symptome pragmatisch zu bearbeiten. Der Betroffene soll zunächst solche Verhaltensmuster erkennen lernen und dann mit Unterstützung des Therapeuten bewusst versuchen, neue Verhaltensweisen zu finden und zu praktizieren, um Symptome günstig zu beeinflussen.
Zu Beginn der Therapie werden Ereignisse, Lebensbedingungen, Persönlichkeitsmerkmale und Charaktereigenschaften ermittelt, die die Probleme mitverursacht haben könnten. Die Patienten werden zu ihren Vorstellungen über die Entstehung und den Verlauf der Problematik sowie zu ihren Bewältigungsstrategien befragt. Therapeut und Patient legen dann fest, welche Verhaltensweisen verändert werden sollten und auf welche Art und Weise das Ziel erreicht werden kann. Eine oder mehrere therapeutische Prinzipien stehen hierbei zur Verfügung:

Positive Aktivierung

Insbesondere sozial stark zurückgezogene und depressive Patienten profitieren vom Aufbau positiver Aktivitäten. Der Patient wird schrittweise motiviert und dazu angeleitet, angenehm erlebte Tätigkeiten in seinen Tagesablauf einzuplanen. Auf die Balance leistungsfordernder und angenehmer Aktivitäten wird besonders geachtet.

Training sozialer Fähigkeiten

Das Trainingsziel ist eine verbesserte Selbstbehauptung und Angstabbau im Lebensumfeld. Motivation zur vermehrten Kontaktaufnahme mit anderen Menschen oder die Fähigkeit, angemessen Anerkennung oder Kritik zu äußern, sind Hauptaufgaben der Therapie.

Desensibilisierung und Reizkonfrontation

Viele Menschen werden im Alltagsleben durch Ängste und Zwänge beeinträchtigt. Ein Therapieansatz für den besseren Umgang mit der eigenen Angst kann die vom Therapeuten begleitete bewusste Konfrontation mit angstbesetzten Situationen sein.

Kognitive Therapie

Für die Behandlung spielt der Abbau negativer Gedanken (»das Glas ist halb leer«) und deren Ersatz durch posi-

Positiv denken: Selbstverständlich ist dieses Glas halb voll!

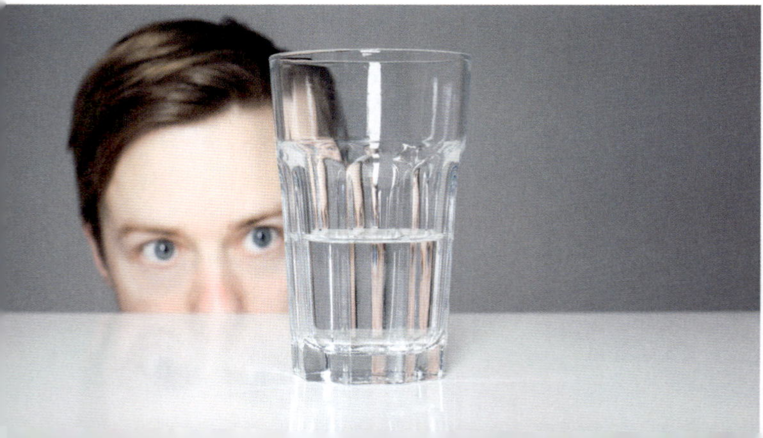

tive Gedanken (»das Glas ist halb voll«) eine wichtige Rolle. Solche »kognitiv« orientierten Verfahren sind bei Depression in vielen Fällen erfolgreich: Das Denken, die Erfahrung und die Zukunftsperspektiven werden von Depressiven in der Regel »negativ« interpretiert. Die kognitive Gesprächstherapie versucht, »negative« Überzeugungen und Vorstellungen des Betroffenen in »realistische« Überzeugungen und Vorstellungen umzuwandeln.

Interpersonelle Psychotherapie

Ausgehend von der Beobachtung, dass depressive und bipolare Patienten an Schlafstörungen leiden und meist auch die »sozialen Rhythmen« (Arbeit, Beruf, Freizeit, Familie) gestört sind, sind Therapieverfahren entwickelt worden, die sich auf die Stabilisierung solcher Rhythmen und Stressmanagement konzentrieren, die »Interpersonelle und soziale Rhythmustherapie« (IPSRT). Die Betroffenen sollen mithilfe von Checklisten und Tagebucheinträgen mehr Einsicht und Kontrolle über ihren Stimmungszustand und individuelle Störfaktoren sowie ihr Beziehungsumfeld bekommen.
Meist finden zu Beginn der IPSRT zwei beratende Sitzungen statt, in denen der Patient mit dieser eigenverantwortlich durchgeführten Methode vertraut gemacht wird. Es wird etwa festgelegt, welche der vorgegebenen »sozialen Zeitgeber« in seinem Alltagsleben mindestens dreimal pro Woche vorkommen sollen. Der Betroffene

legt dann einen Zeitrahmen von eineinhalb Stunden für jeden Zeitgeber fest, innerhalb dessen die gewählte Aktivität ausgeführt wird – beispielsweise Mittagessen zwischen 12:00 Uhr und 13:30 Uhr. Ziel ist die zuverlässige Einhaltung des Zeitrahmens. Die Aktivitäten werden jeweils in eine Checkliste eingetragen, die am Ende der Woche analysiert wird und eine Bewertung der erzielten Selbstkontrolle erlaubt.

Ziel der Behandlung ist es, eine »gesunde Balance« zwischen stabilen täglichen Routinetätigkeiten, sozialer Aktivität, sozialer Stimulation und Stimmungszustand herzustellen. Oft ist es sinnvoll, auch die Familie oder den Partner miteinzubeziehen.

Gruppentherapie

In vielen Fällen ist die Gruppenpsychotherapie sehr erfolgreich. Depressive und insbesondere bipolare Patienten profitieren davon, ihre Erfahrungen, Gefühle und Probleme miteinander zu teilen – mit anderen Betroffenen mitzufühlen (Empathie) und voneinander zu lernen. Ein Psychotherapeut kann als Moderator Interaktions- und Kommunikationsprozesse sinnvoll steuern. Auch in Deutschland/Österreich/Schweiz gibt es Selbsthilfegruppen depressiver und bipolar erkrankter Menschen – mit und ohne Unterstützung professioneller Therapeuten, die gegenseitigen Informationsaustausch und vielfache Hilfestellungen bieten können.

Infoservice

Hilfe und Selbsthilfe

www.nie-mehr-depressiv.de
www.depression-behandeln.de
www.depressionen-depression.net
www.angstselbsthilfe.de
www.depressionsliga.de
www.deutsche-depressionshilfe.de
www.forum-depressionen.de
www.dgbs.de
www.angst-und-depri.info
www.buendnis-depression.de
www.buendnis-depression.at
www.angst-depression-selbsthilfe.at
www.shg-depression.at
www.depressionen.ch

Heilkräuter

www.kraeuterschulte.de

Cannabis

www.bdcan.de/selbsthilfegruppen/
www.bundesgesundheitsministerium.de/service/begriffe-von-a-z/c/cannabis.html
www.bfarm.de/DE/Bundesopiumstelle/Cannabis/Hinweise_Patienten/_node.html
www.hanfmuseum.de

www.sensiseeds.com
https://shop.seeds2go.eu
www.biobloom.at

Pilzmedizin

www.vitalpilze.de
www.dgfm-ev.de
www.mykotroph.de
www.mycovital.de
www.pilzzuchtshop.eu

Selbsttests

Vitamin B_{12}, Vitamin D, Eisen:
www.cerascreen.de
www.medivere.de

Lektüre

Hobbs, Christopher: *Ganzheitliche Anwendung von Heilpilzen*. Herba Press 2022

Kirch, Doris: *Anti-Stress-Box. 5 Audio-CDs*. Mankau Verlag (2. Auflage) 2011

Kirch, Doris: *Handbuch Stressbewältigung. Mit Übungs-CD*. Mankau Verlag (2. Auflage) 2011

Neumayer, Petra: *Multitalent Zink*. Mankau Verlag (2. Auflage) 2018

Schneider, Germaine/Eberhard J. Wormer: *Yoga-Kuren. Ganzheitlich Kraft schöpfen*. Lingen 2017

Sweet, Tammy: *Ganzheitliche Heilung mit Cannabis.* Herba Press 2021

Winter, Andreas: *Was deine Angst dir sagen will.* Mankau Verlag (4. Auflage) 2020

Wormer, Eberhard J.: *Bipolar – Leben mit extremen Emotionen: Depression und Manie.* Knaur 2002

Wormer, Eberhard J.: *Eisen – Das Lebenselement.* Kopp Verlag 2016

Wormer, Eberhard J.: *Fibromyalgie.* Mankau Verlag (2. Auflage) 2018

Wormer, Eberhard J.: *Hashimoto.* Mankau Verlag (3. Auflage) 2017

Wormer, Eberhard J.: *Autogenes Training.* Lingen Verlag 2015

Wormer, Eberhard J.: *Hormone in Balance.* Lingen Verlag 2017

Wormer, Eberhard J.: *Lebenskraft Gelassenheit.* Lingen Verlag 2017

Wormer, Eberhard J.: *Vitamin B12.* Kopp Verlag 2017

Wormer, Eberhard J.: *Vitamin D.* Kopp Verlag (2. Auflage) 2015

Wormer, Eberhard J./Ulrich Grasberger: *Zaubertrank – liposomal verkapseltes Vitamin C. Selbst herstellen und erfolgreich anwenden.* Kopp Verlag 2018

Wormer, Eberhard J: *Gutes Cholesterin – Böses Homocystein.* Herba Press 2019

Register